U0385504

国家中医药管理局建设项目：徐小云全国基层名老中医药专家传承工作室

徐小云中医外科临证验案精华

外科临证心悟

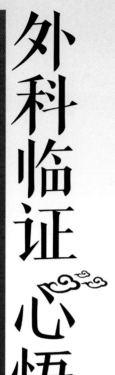

主　编　　徐小云

副主编　　盛平卫

编　委　（按姓氏笔画排序）

朱红英　余　杨　张喜军　陈红根

胡小玲　胡兆赟　俞　琴　顾敏婕

徐小云　诸　婧　曹　伟　戚玉琴

盛平卫　薛陈晨

人民卫生出版社

图书在版编目（CIP）数据

外科临证心悟：徐小云中医外科临证验案精华 / 徐小云主编 . —北京：人民卫生出版社，2019
ISBN 978-7-117-28806-4

Ⅰ.①外…　Ⅱ.①徐…　Ⅲ.①中医外科学－临床医学－经验－中国－现代　Ⅳ.①R26

中国版本图书馆 CIP 数据核字（2019）第 181284 号

| 人卫智网 | www.ipmph.com | 医学教育、学术、考试、健康，购书智慧智能综合服务平台 |
| 人卫官网 | www.pmph.com | 人卫官方资讯发布平台 |

外科临证心悟——徐小云中医外科临证验案精华

主　　编：徐小云
出版发行：人民卫生出版社（中继线 010-59780011）
地　　址：北京市朝阳区潘家园南里 19 号
邮　　编：100021
E - mail：pmph @ pmph.com
购书热线：010-59787592　010-59787584　010-65264830
印　　刷：保定市中画美凯印刷有限公司
经　　销：新华书店
开　　本：710×1000　1/16　印张：14　插页：8
字　　数：215 千字
版　　次：2019 年 10 月第 1 版　2019 年 10 月第 1 版第 1 次印刷
标准书号：ISBN 978-7-117-28806-4
定　　价：58.00 元
打击盗版举报电话：010-59787491　E-mail：WQ @ pmph.com
质量问题联系电话：010-59787234　E-mail：zhiliang @ pmph.com

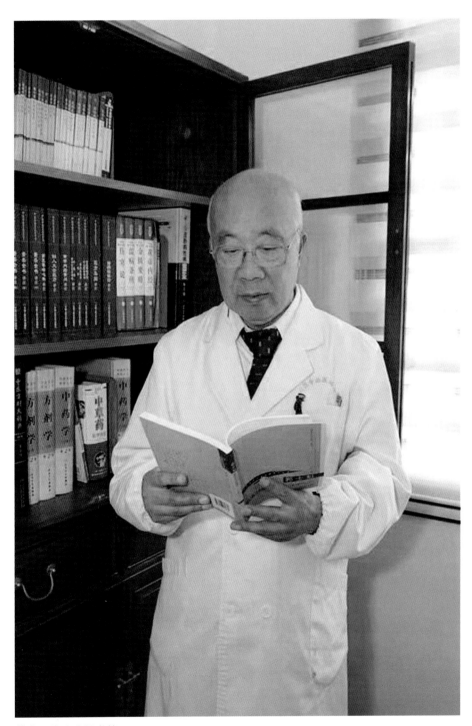

徐小云先生查阅书籍

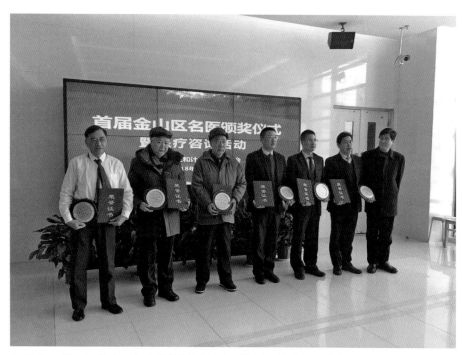

2018 年 2 月 5 日徐小云先生获得"金山区名医"称号（左起第三位）

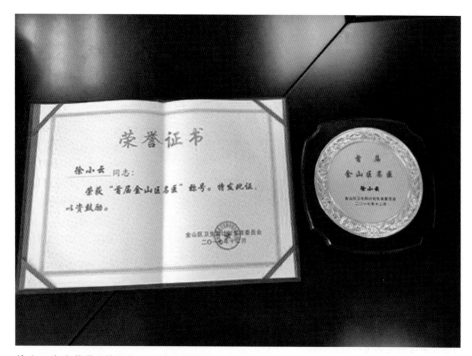

徐小云先生荣获"首届金山区名医"荣誉证书及奖牌

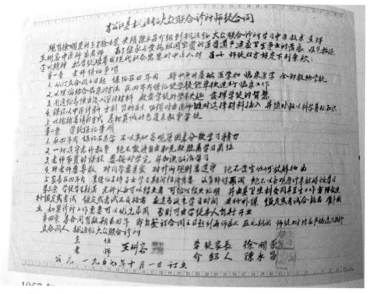

1957 年 10 月 1 日徐小云拜王彬容主任为师时订立的师徒合同

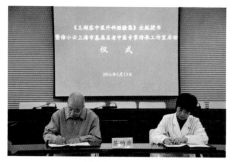

2016 年 5 月 13 日徐小云上海市基层名老中医专家传承工作室启动仪式上拜师签约

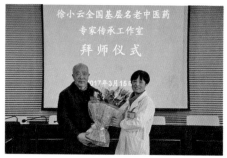

2017 年 3 月 15 日徐小云全国基层名老中医药专家传承工作室拜师仪式

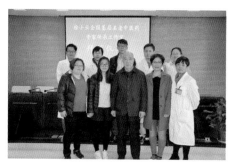

徐小云全国基层名老中医药专家传承工作室成员合影

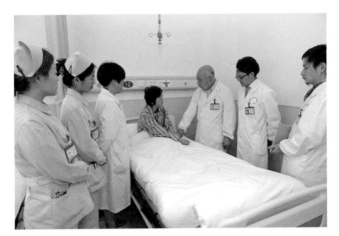

徐小云先生带领学生查房

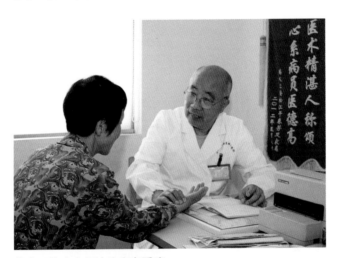

徐小云先生在门诊为患者看病

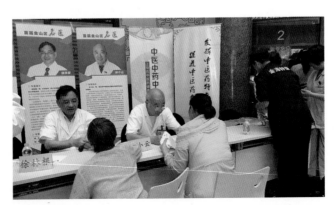

徐小云先生为百姓义诊

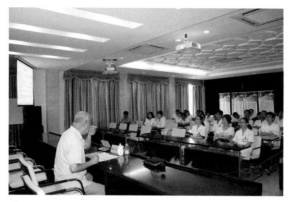

徐小云先生为医院职工授课

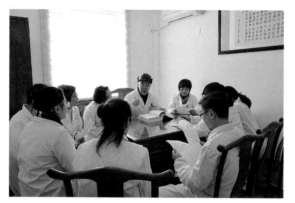

徐小云先生给全国基层名老中医药专家传承工作室成员讲课

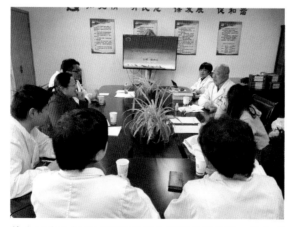

徐小云先生与全国基层名老中医药专家传承工作室成员交流临证心得体会

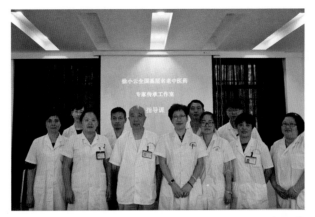

徐小云上海市基层名老中医专家传承研究工作室、全国基层名老中医药专家传承工作室成员合影

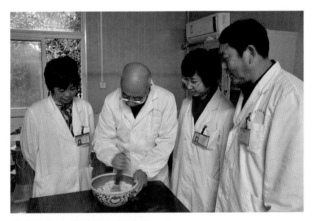

徐小云先生给学生示范研药

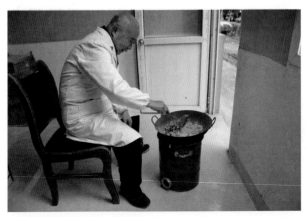

徐小云先生给学生示范炒药

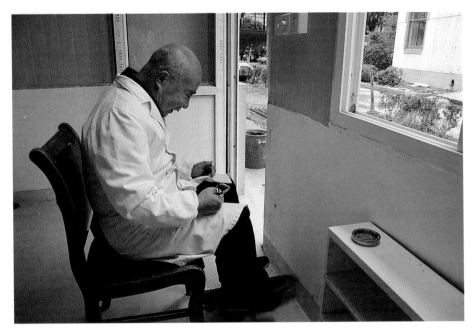

徐小云先生用铁船研药

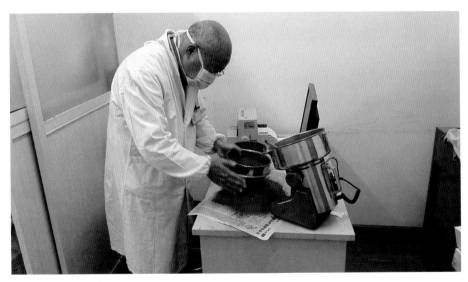

徐小云先生在筛药

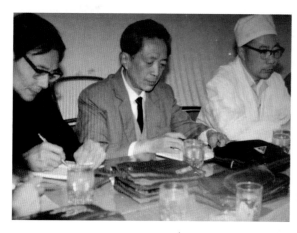

1987 年著名中医药学家干祖望教授来医院指导中医外科临床工作（右1）徐小云，（右2）干祖望

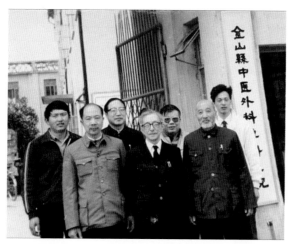

1987 年徐小云先生（前排左1）与著名中医药学家干祖望教授（前排左2）、金山县卫生局（现金山区卫生健康委员会）领导及医院相关人员合影

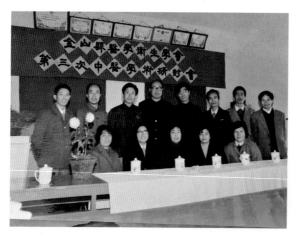

徐小云先生（后排左2）参加金山县（现上海市金山区）医学卫生学会中医学术研讨会

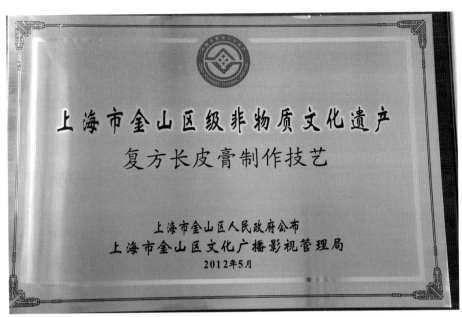

2012 年 5 月"复方长皮膏制作技艺"入选"上海市金山区级非物质文化遗产"

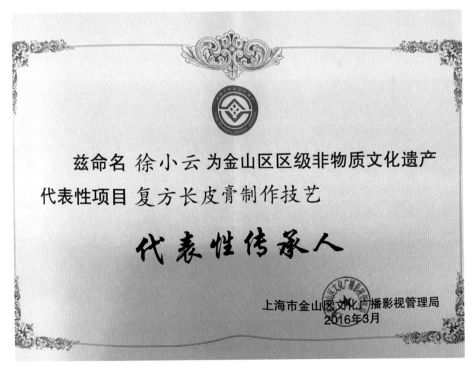

2016 年 3 月徐小云先生获得"上海市金山区区级非物质文化遗产"——"复方长皮膏制作技艺""代表性传承人"称号

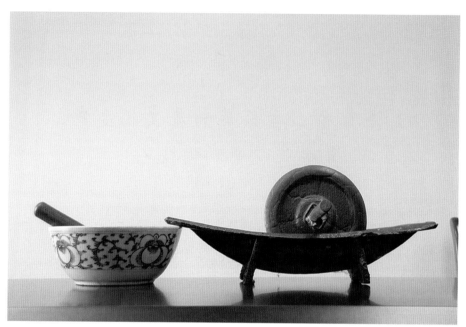

药材加工器具

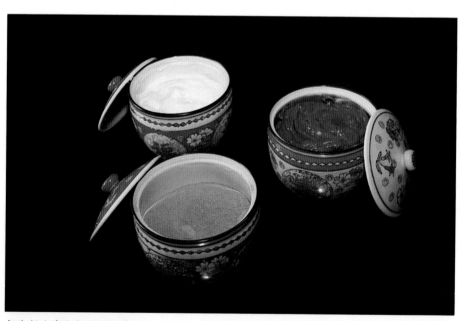

复方长皮膏和部分外用药

马绍尧序

在源远流长的医学长河中,中医外科学历来是中医学整体中极具特色的传统医学之一,在经过明清时期的鼎盛后,发展逐渐缓慢。

位于上海市西南角的枫泾古镇,自古文人辈出,医家云集。在中华人民共和国成立前,古镇上就有中医内科、中医儿科、中医外科诊所。后经政府统一安排,成立联合诊所,几经辗转,在2012年成立上海市金山区中西医结合医院,集诸多中医大家的临床经验,继续为方圆百里的百姓服务。

中医外科作为独立科室,自王彬容老先生创立以来,经过两代传承人的努力,已成为医院的品牌学科、临床一级科室,在市郊及城区二级中医或中西医结合医院内较为罕见。

徐小云先生自幼拜王彬容为师,跟师学艺数载,吸收老师的临证精华。行医60年,积累了大量的临床经验。在2015年和2016年入选上海市基层名老中医专家传承研究工作室及全国基层名老中医药专家传承工作室建设项目,2018年入选上海市金山区首届名医,为了更好地传承和发扬徐小云先生的学术观点,医院组织编撰了《外科临证心悟——徐小云中医外科临证验案精华》一书,供后学者学习借鉴。

本书辑录了50余个中医外科医案,涵盖疮疡病、外伤疾病、瘤、乳房疾病、瘿、周围血管疾病、皮肤病。徐小云先生对中医外科学疮疡病消、托、补三法运用精当,其治疗皮肤病主张"治皮病重视风邪致病,善用解表药"等学术观点在书中体现得淋漓尽致。其精湛的医术,以及其治疗疾病所取得的立竿见影的疗效令人印象深刻。

外治法是中医外科学不可缺少的一部分,本书制剂篇中记载外用制剂30种,除了继承王彬容老先生的外用药物外,徐小云先生通过长期的临床实践,自创近10种外用药,制剂用于包括各期疮疡病、周围血管病、皮肤病

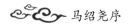

的治疗,疗效满意。徐小云在实践中探究和自创精神,让人心生敬佩!

余读《外科临证心悟——徐小云中医外科临证验案精华》一书,深感其中的内容在中医外科学领域具有一定的学术价值,值得喜欢中医外科学的同道阅读学习。

上海市名中医
全国名老中医药专家传承工作室指导老师
第三批、第五批全国老中医药专家学术经验继承工作指导老师

马绍尧

2018 年 10 月 16 日

自序

　　中医学作为一门科学,是中国历代医家通过不断的临床实践,建立理论基础而形成的智慧结晶。中医外科学自有人类历史开始发展至今,有着其独特的理论基础和临床治疗特色。

　　我自 1957 年参加上海市卫生局举办的第二届"中医师带徒"班学习,开始接触中医外科学,至今已有 60 余年。从学徒到学科带头人,从医生到管理者,长期从事临床,立足于基层,服务百姓。

　　半个多世纪的基层行医生涯,让我深刻体会到中医药的前途在于疗效,"疗效"是检验的标准,中医学是以整体观为基础,以辨证论治为主要诊疗手段,以"治病救人"为目的的应用科学,所以临床疗效应始终放在第一位,这也是所有医学临床或研究的最终目的。而中医外科学外用药的调配和临床运用,是中医学中一朵闪耀的奇葩。

　　中医治病有它的规律性和特殊性,中医外科学涵盖病种繁多,有疮疡病、乳房疾病、周围血管病、皮肤病,等等。在临床诊治时,我认为:①治外科病亦应首重调和脾胃,脾胃乃"后天之本",伤脾胃者,百病由此生。②治疗疮疡病应辨明疮疡所处各期,灵活使用消、托、补。通过对疮疡的局部辨证,分清阴证、阳证、肿、痛、痒、脓、麻木、溃疡形色,经络部位等。除依据临床表现,进行辨证施治外,还要结合初起、成脓、溃后三个阶段的发展过程,立出消、托、补三个总的治疗原则。③治皮肤病辨证应注重风邪致病,多用解表药。《素问·玉机真脏论》云:"风者百病之长也。"《素问·风论》又云:"风气藏于皮肤之间……腠理开则洒然寒,闭则热而闷。"④传承中医外用药,创新使用古医方。清代外治大师吴安业的《理瀹骈文》云:"外治之理即内治之理,外治之药即内治之药,所异者法耳"。外治法的作用机制是体表皮毛、腠理、穴位通过经络气血与内脏相联系;体表的病变采用外治,比内治疗效更显著。因局部用药,更近病所,内外合治,增强疗效。书中制剂篇中,

——罗列了我临床常用外用药的处方、处方来源与依据、制备工艺、作用与用途、用法,供大家参考。

我在学医之初,熟读《内经知要》《本草便读》《医学心悟》,其中《医学心悟·百误歌》最为触动我,促使我在以后的学习和工作中时刻做到脚踏实地、严谨地对待每一次诊疗。2012年"复方长皮膏制作技艺"入选金山区第三批非物质文化遗产,同时我获得传承人殊荣。2015年及2016年我的工作室能入选上海市基层名老中医专家传承研究工作室及全国基层名老中医药专家传承工作室建设项目,个人于2018年入选上海市金山区首届金山名医,既是组织的信任,也是社会的认可,更是自己的责任。我愿把我的从医临床经验和个人体会传承下去,更好地服务于基层百姓的健康事业。

本书在编写过程中,受到医院领导和同事们的大力支持,在此表示真诚的感谢!本书是集体智慧的结晶,尤其本书科研篇选取了笔者团队多年来有代表性的研究成果,在此向有关人员一并表示感谢!

本书出版发行后,如能对中医同仁和喜欢中医外科的读者在临床工作中有所帮助,对解除患者痛苦有所裨益,我将万分欣慰。

本书如有不足之处,恳请各位读者不吝赐教。

徐小云

2018 年 8 月 20 日

目录

上篇　医者传奇

中篇　医案篇

目录

下篇　外用医方篇

附篇 科研篇

上篇 医者传奇

成长之路

白云苍狗,人生若梦,一晃徐小云已过古稀之年,其从医也已满一个甲子。

这60个春秋,5年用来拜师学医,38年曾工作于村卫生所、乡卫生院、镇医院。退休后至今的17年里,徐小云作为返聘医生继续工作在临床一线,2016年开始参与上海市基层名老中医专家传承研究工作室建设工作;2017年开始参与全国基层名老中医药专家传承工作室建设,一边行医,一边带院内和全区各基层医院的中医师。

一、医者之初心和终心

从医60年,行医55年。有人问徐小云:"您诊治过的患者有多少?"徐小云说:这怎么算得过来。后来有人这样为徐小云计算:前25年中,诊治50人次/天×300天/年×25年=375 000人次;之后15年,担任行政工作,但并不脱产,诊治30人次/天×250天/年×15年=112 500人次;退休后,诊治50人次/天×50天/年×15年=37 500人次;合计约53万人次,其中也包括其在卫生所期间诊治的约1.4万人次。

从医60年来,他日日钻研的一件事,就是在海量的诊案中实践学习,历练医者仁心。20世纪60年代初,徐小云还跟着师父王彬容实习。当时枫围乡(现枫泾镇)新春大队一村民患"流注"病。家属找到王彬容,王彬容带徐小云出诊。患者家属因为经济困难无法支付医药费,王彬容就免费诊治,免费为其敷外用药,并开出药方让家属去配药。过几天,患者"流注"在身体其他部位发作,他们再去诊治。这样反复去了七八次之后,徐小云单独去为患者诊治。最终患者还是没有被救回来。后来才知道,因为没钱,患者每次只敷一些外用药,并未真正服用他们开的汤剂内调,以致毒邪蕴结,正气伤尽而不治。最令医者叹息的莫过于"病能治但是没钱"与"有钱但病治不了"这两桩事了。这件在徐小云"学徒"期间亲历之事,影响了他整个中医生涯,时刻提醒他:医者当以父母之心多替患者考虑,多注意患者的内外症状,为患者的康复负责。

医者行医,世人看重的是其资历,却也不"唯资历论"。1964年,是徐小云正式行医的第2年。他被调派到当时的枫围乡潮泥滩卫生所,工作内容包括4个村的医疗和疾病预防。他刚到没几天,就有一村民来找医生去家中看病。当时还没有合作医疗,治病还要"自费",那家人怕看病花钱超支,先自行在药店买了西药给患者吃,眼看发热、咳嗽没有好转,才来请医生出诊。徐小云见到患者,诊断出是感受风邪较重,加上体质较差,才导致高烧不退。遂开出处方,让家属去药店抓药。回卫生所后,徐小云将患者的情况告诉所里的老医生,请他们提点看法,同时还查阅医书。但徐小云依然不放心,当日傍晚、次日中午和下午先后3次去患者家中观察病情发展情况,并配合康复进程提出饮食建议。到第4天,患者发热消退,想要喝粥,徐小云这才松了一口气,并建议患者继续调理1周。后来家属说:一开始看徐医生那么年轻,总不太放心,后来见徐医生认真为患者诊治,多次热心探望,就十分放心了。这是徐小云正式工作以后第1次独立解决"疑难杂症",大大提升了当地村民们对他的信任。此后,徐小云备受鼓舞,不断用认真负责的态度、做研究的精神弥补当时资历的不足,慢慢积累自己的医案和经验。

医者的初心和终心都是治病救人。1984年,医院领导安排徐小云担任行政工作时,当时的枫泾医院党总支书记沈鸿昌对徐小云说:"要尽量不脱产,行政工作和业务工作兼顾好。"同时也看到自己的老师王彬容自1958年卫生院成立以来一直担任院长职务,却从不脱产,坚守医者治病救人的本职。2位前辈以言传身教的方式为徐小云指明了未来道路。此后15年,徐小云坚持上午门诊治病,下午料理行政工作,班子会议放到晚上开,职工大会放在早上上班前或下午下班后,常利用10分钟短会传达和布置工作。直到后来退休又返聘,继续坐堂治病,放不下的是磨炼了60年的医术,更放不下的是一份济世救人的使命感。

久久为功,方能善做善成。1991年的金山区先进工作者、1996年的金山区卫生局育才奖、2017年的"金山区名医"等荣誉,都是对徐小云60年积淀的肯定。

中医学在历史滚滚洪流中，经历了辉煌的过去、没落的曾经和逐渐复兴的现在，其传承面临的形势仍非常严峻。这本书，是对徐小云将全部人生托付于杏林后其所积累的个人心得的一次回顾总结，希望能为后来人增添一些参考资料。

二、杏林人生

1957年，徐小云初中毕业，经当时枫泾第一联合诊所所长陈云昌（1958年调往松江人民医院任中医科主任）介绍，拜枫泾大众联合诊所主任王彬容中医师学习中医外科，从此走上了从医之路，至今已有60年余。当时上海市卫生局有以中医师带徒的方式来培养中医人才的相关政策，第一届在市区，第二届扩大到郊县，徐小云属于第二届。

进入联合诊所的学生，主要学习3本书：《内经知要》《本草便读》《医学心悟》。每天上班后1小时为学习时间，课后回到老师诊室见习，自学一般在下班后或利用其他空余时间。在诊室里见习期间，最初半年里主要是熟悉如何诊治患者等一些基本情况，之后则在老师诊治患者的过程中做助手。

在学医的5年中，徐小云不但受到了老师的悉心教导，还得到了诊所内多位医生的指导。例如，在理论学习方面，请老中医陈鼎立先生授课；在配制外用药及辅助材料准备方面，得到科室内师婶赵景娥先生的指点。

1959年上半年，松江县卫生科（局）将全县42名中医带徒生集中培训，为此专门开办了松江县中医学校，邀请了全县知名中医师来上理论知识和临床知识课。培训周期为3~4个月，学习内容包括中医学史、医古文、内经、伤寒论、温病学、金匮要略、方剂学及内、外、妇、儿各科知识。这种集体教、分散带的办法是对过去中医带徒方式的一大改革。通过本次培训，一个更广阔的中医世界向徐小云打开了大门，其所学知识的广度和深度也被刷新。

1962年学习期满后，全市中医带徒生参加统一理论和临床考试，合格者由市卫生局发证，给予分配工作，徐小云于1962年5月由松江县卫生科分配到枫围卫生院。在老师王彬容先生身边工作，与老师先后一起共事的48年时间里，得到老师的身教言传，老师良好的医德和精益求精的医术使徐小云受益终身。

三、大时代里的中医

在徐小云学医期间和刚踏上工作岗位时,中医外科诊疗疾病的范围很广,包括疮疡、皮肤疾病、痔漏和咽喉疾患等。后来医院建立肛肠科和五官科,将痔漏、咽喉疾病分别划归上述两科。中医外科诊治范围以疮疡和皮肤疾病为主。时代在变迁,而疾病谱也可以作为辨认某个时代的标签。

20世纪50~60年代,中医外科疾病以疗疮痈疽为主,瘰疬、丹毒亦不少。夏天小儿热疖盛行,农民种双季稻时手指擦伤易染毒成疗;夏秋季颜面疗疮盛行,中年人多患脑疽(落头疽)、背搭(上手搭、下手搭)、腿痈、流注;因血丝虫病引起下肢丹毒、象皮腿、下肢溃疡;初骨痨患者亦非常多见。当时疮疡病占门诊患者数在80%左右。这些疾病自20世纪70年代起逐渐减少。由于结核病防治的普及,少了骨痨病。血丝虫病普查普治,消灭了血丝虫病,因血丝虫引起的丹毒和象皮腿得到根除。

四、前行不辍的中医学

中医产生于原始社会,春秋战国时期中医的理论已经基本形成。在数千年的历史长河中,中医学的理论知识与治疗手段不断发展、进步,紧跟时代脚步。

在20世纪60年代后期到70年代初,上海市华山医院每年会派一次卫生工作队到徐小云所在的医院工作,当地医生得以有机会学习上海市华山医院的诊疗技术和治疗方法。当时上海市华山医院皮肤科医师是到中医外科参加诊疗工作,同时给中医外科带来了上海市华山医院皮肤科外用药物的配制方法。医院组织培训的学习内容和上海市华山医院医师的临床指导都基本是西医方面的知识,徐小云所在的中医外科结合自己的临床经验,对这些知识加以吸收和利用,提高了对病证的认识,再结合辨证,提升了用中药治疗皮肤病的疗效。徐小云所在的中医外科,外用于皮肤病的药物来源于自己科室传统的外用药、上海市皮肤病防治所和上海市华山医院提供的外用药,后来经过整合,淘汰了部分已不用和含有毒成分的药物如柏油软膏、糠馏油软膏、烟膏等,增加了一些新药,现有30种用于临床。

近20年来,中医外科诊治疮疡、疗、疖、痈、疽等疾病少了,临床常见的是下肢静脉曲张引起的静脉炎、下肢溃疡,压疮,糖尿病足,烧伤,外伤感染等。在治疗上,徐小云所在的中医外科具有由几代人积累的临床经验和种类齐全的外用药物,如消散用的疮毒丹、复方人工牛黄散、黛军软膏,箍围用的金箍散硬膏和软膏,治疗溃疡用的三青散、桃花散、生肌散、复方长皮膏等拔毒、生肌方面的药粉和药膏。随着医学的发展与进步,医院逐渐引进了一些西医学的新技术,而一些中医外用药物也逐渐被淘汰,如含汞量高的绿升丹、大升丹,含砒的立马回疔丹等。中医外科通过外治结合内治的方法,提高了疮疡疾病特别是一些难治性疾病的疗效,如褥疮、下肢慢性溃疡等。

五、未解决的难题

近 20 年来,在中医外科临床上,疮疡病患病人数逐渐减少,而皮肤病患病人数不断增多。临床常见的皮肤病主要为过敏性疾病,如急、慢性荨麻疹,尘螨过敏,花粉过敏,药物过敏等,还有多种因素引起的或原因不明确的皮肤疾病如急、慢性湿疹,激素依赖性皮炎,银屑病,掌跖脓疱病等。

皮肤病发病的原因复杂,皮肤表现症状不一,发生的部位多有不同,且存在年龄、体质方面的差异等,这些都给治疗带来一定难度。例如,湿疹是常见的过敏性皮肤病,病因尚不明确,通常认为是由于特异性体质、过敏而发病,临床上常见小儿湿疹、成人湿疹,且有全身性湿疹和局限性湿疹的区别,通过中医治疗有一定的效果,但容易复发。对于这类难题,我们只有在今后的工作中,通过不断地总结经验和教训,进一步深入研究,提高临床疗效,逐步攻克。

学术观点

一、治外科病亦首重调和脾胃

脾胃乃"后天之本"，伤脾胃者，百病由此生。《素问·阴阳应象大论》云："谷气通于脾……六经为川，肠胃为海，九窍为水注之气"。李杲的《脾胃论·脾胃虚实传变论》亦云："九窍者，五脏主之。五脏皆得胃气，乃能通利……元气之充足，皆由脾胃之气无所伤，而后能滋养元气；若胃气之本弱，饮食自倍，则脾胃之气既伤，而元气亦不能充，而诸病之所由生也。"

徐小云初入中医外科之门时，熟读《黄帝内经》《医学心悟》等著作，对脾胃的生理功能了然于胸。如《素问·经脉别论》云："食气入胃，散精于肝，淫气于筋。食气入胃，浊气归心，淫精于脉。脉气流经，经气归于肺，肺朝百脉，输精于皮毛。毛脉合精，行气于府。府精神明，留于四脏，气归于权衡。权衡以平，气口成寸，以决死生。饮入于胃，游溢精气，上输于脾；脾气散精，上归于肺；通调水道，下输膀胱。水精四布，五经并行，合于四时五脏阴阳，《揆度》以为常也。"该篇详细描述了脾胃的生理功能：胃主受纳，脾主运化，"脾为胃行其津液"，共同完成饮食物的消化吸收及水谷精微的输布，从而滋养全身。脾主升清，胃主降，相反相成。脾气升，则水谷精微得以输布；胃气降，则水谷及其糟粕才得以下行。胃属燥，脾属湿，胃喜润恶燥，脾喜燥恶湿，脾胃燥湿相济，阴阳相合，方能完成饮食物的传化过程。

《临证指南医案》说："脾宜升则健，胃宜降则和"，"太阴湿土得阳始运，阳明燥土得阴自安。"脾胃升降失常，则出现嗳气、恶心、呕吐、呃逆、腹胀、泄泻等症状。《灵枢·玉版》云："人之所受气者，谷也。谷之所注者，胃也。胃者，水谷气血之海也。海之所行云气者，天下也。胃之所出气血者，经隧也。经隧者,五脏六腑之大络也,迎而夺之而已矣。"

脾胃健旺,气血盛,气化正常,则五脏六腑四肢百骸皆得其养,脾胃虚损,气血匮乏,脏腑俱受其害,脾胃失常,贻害四旁,脾胃之病亦常影响他脏而使之发病,临床治疗颇为复杂。徐小云借鉴《医学心悟·医中百误歌》之理:"医家误,昧虚实,显然虚实何难治,虚中有实实中虚,用药东垣有次第(《脾胃论》《内外伤辨》,补中、枳术等方,开万世无穷之利)……医家误,药轻试,攻病不知顾元气,病若祛时元气伤,似此何劳君算计(轻剂误事,峻剂偾事,二者交讥)。"他认为治疗疮疡病和皮肤病,都应非常重视照顾患者的脾胃功能。如治疗疖、痈、丹毒、疔疮等,在辨证运用清热解毒药的同时,应结合患者体质及脾胃功能,适当加用白术、山药、陈皮、六神曲等保护脾胃,防止苦寒药伤胃之虞。

在治疗各种皮肤病,尤其是慢性皮肤病,如银屑病(白疕)、慢性湿疹(湿疮)、慢性荨麻疹(瘾疹)时,应考虑患者大都需要服用较长时间的中药来调治,除了用茯苓、白术、山药、陈皮等调理脾胃,根据久病必虚的观点,还可加用黄芪、党参等补益脾胃之品。急性湿疹或慢性湿疹急性发作,舌苔厚腻者,加用砂仁、苍术、厚朴等芳香化湿,醒脾健脾;脾胃消化不良,易上腹饱胀者,加焦三仙(焦神曲、炒麦芽、焦山楂)、莱菔子等消食健脾;治疗神经性皮炎、带状疱疹,兼有气机郁滞者,多加用陈皮、枳壳、木香、川楝子等行气健脾药。正是鉴于脾胃功能的重要性,在诊治疾病时,要将保护脾胃放在首位,才能取得较好的临床效果。

二、分期治疗疮疡病,灵活使用消托补

外科疮疡病的辨证,有别于他科,在应用望、闻、问、切四诊的基础上,还要辨阴证、阳证,辨肿、痛、痒、脓、麻木,辨溃疡形色,辨经络部位,辨善恶顺逆。内治法除整体观念、辨证施治外,还要依据外科疮疡病的初起、成脓、溃后3个阶段的发展过程,立出消、托、补3个总的治疗原则。

消法是运用不同的治疗方法和方药,使初起的肿疡得到消散,是一切肿疡初起的治法总则。《疡科纲要》说:"治疡之要,未成者必求其消,治之于早,虽有大证,而可以消散于无形",消法适用于初期肿疡以及外科非化脓性肿块性疾病。

托法是用补益气血和透脓的法则,扶助正气,托毒外出,以免毒邪内

陷,适用于外疡中期,正虚毒盛,不能托毒外达的虚证。如毒气盛而正气未衰者,可仅用透脓的法则,促其早日脓出毒泄,肿消痛减。

补法适用于溃疡的后期,是用补养的药物,恢复其正气,助养其新生,使元气虚弱、脓水清稀、疮口难敛者,早日愈合。

《外科启玄》对此3个治疗法则都有叙述:"消者灭也,灭其形症也。""托者,起也,上也。""言补者,治虚之法也,经云:虚者补之。"同时提出运用三法时的注意事项,如用消法时"如形症已成,不可此法也",指若疮脓毒已成,则不可用内消之法,以免养痈成患。在毒邪未尽之时,切勿用补法,以免留邪为患,而犯"实实之戒"。

20世纪50年代,人民群众的卫生条件差,疮疡病发病率极高,大量的病例使徐小云在诊治疮疡病方面打下了扎实的基础,积累了丰富的临床实践经验。徐小云根据患者的临床症状及肿块的体征,准确辨别肿疡病的阴阳属性,处于哪一阶段,有无成脓,是否是最佳切开时机等,并相应地选用外科内治法及外治法。如颈痈早期,肿块明显,疼痛剧烈,伴发热者,多选用薄荷、牛蒡子、金银花、连翘、黄芩、板蓝根等辛凉解表、清热解毒药物,并外用金黄消肿软膏以清热消肿块;若患者来时肿块已红肿如馒,按之有波动,说明已成脓,即予以切开排脓,外用桃花散和黛军软膏祛腐排脓消肿,同时依据患者的体质,体实者选用皂角刺、连翘、金银花、紫花地丁、野菊花等清热解毒药物以消肿排脓,体虚或老年羸弱者用黄芪、皂角刺、天花粉、连翘清热托毒排脓。后期疮面愈合缓慢,脓水清稀,气血亏虚者,用党参、黄芪、茯苓、白术、当归、地黄等药物或八珍汤补益气血。

随着人民生活水平的提高及抗生素的早期使用,肿疡病成脓者减少,而结块难消者增多,对疮疡病的治疗也相应地进行了改变,结合消、托、补三法综合运用,使用内消法治疗疮疡疾病。内消法最早见于晋代《刘涓子鬼遗方·神仙遗论·金黄散》:"贴痈番令内消,金黄散。白芷、白及、白蔹、金州柏各一两,生,晒干,上四味为细末。逐渐用新汲水调贴。"中医外科名家艾儒棣说:"内消法,即托消法,是将消法、托法合而用之,使已经化脓的肿疡,惧开刀之苦的患者,或化脓后脓积瘀血不去、溃疡不愈,或顽固结节、肿块者,运用托消法可以使脓肿自溃脓出,或脓去瘀血消散,溃疡愈合,从而达到内消的目的。此法适用于初期、中期已将化脓或未化脓性肿块或结节。

托消是对消法、托法的补充。"

在临床上,徐小云对于一些已出脓或未出脓者,或因过度使用抗生素而致肿块难消者,喜用仙方活命饮加减治疗,仙方活命饮出自《医宗金鉴》,其"治一切疮疡,未成脓者内消,已成脓者即溃,又止痛,消毒之圣药也"。此方具有消肿散结、活血祛瘀之功,现代专用于痈疽肿疡、腹腔炎症包块等。方中穿山甲因属国家保护品种,已停用,现用三棱、莪术等代替,肿块色黯者加桂枝 3~6g 以温通经络,协助活血化瘀药以消肿块。肿块平塌,局部压痛不明显者,加黄芪、党参等补气,以扶助体内正气,驱邪外出。患肿疡者,兼脾胃虚弱,服药后易致腹胀者,加六神曲、炒麦芽、炒稻芽、山药等健脾消食,以护胃及增强药物的吸收。

三、治皮肤病重视风邪致病,善用解表药

《素问·风论》云:"风者百病之长也。"又云:"风气藏于皮肤之间,腠理开则洒然寒,闭则热而闷。"风邪外袭多自皮毛肌腠而入,从而产生外风病证,常伤及人体的上部(头面)、阳经和肌表,使皮毛腠理开泄而发病。故徐小云认为风邪所致皮肤病,病邪稽留于皮肤肌表,在治疗用药时,非解表剂药物不能达之。如急性荨麻疹属风寒证,多选用麻黄、桂枝、羌活、荆芥、防风、白芷等辛温解表药物体以疏风散寒;水痘早期属风热证选用桑叶、薄荷、蝉蜕、牛蒡子、菊花、浮萍等辛凉解表药以清热透疹。

对于早期带状疱疹患者,西医学研究表明带状疱疹是由水痘 - 带状疱疹病毒引起的急性炎症性疱疹性皮肤病。其病毒可长期潜伏于人体脊神经内,可因为某些诱因而发病。经过长期的临床实践,徐小云认为其多因风毒外袭皮肤肌表,诱发体内伏邪而发病,自拟"疱疹 1 号方",予以疏风清热解表,疗效显著,能有效地缩短病程,降低后遗神经痛的发生率。方中桑叶、紫苏叶、荆芥、板蓝根、葛根等均为解表药,解表剂可使体表肌肤毛孔打开,蕴结于体表的邪气亦从此而向外疏解。

对带状疱疹后遗神经痛患者,徐小云予自拟"疱疹 2 号方"治疗。方中以羌活、独活为君药,羌活具有解表散寒,祛风胜湿,止痛之功,尤以解上半身疼痛更为适用;独活祛风湿,止痛,解表,以下半身疼痛为适宜。两者合用,意在疏解风毒之邪所致的局部皮肤疼痛。配合延胡索、川楝子、当归、炒白芍、川芎以行气活血化瘀,槲寄生、络石藤、鸡血藤以养血舒筋通络,用

茯苓、首乌藤以健脾和胃,养心安神。本方在治疗气滞血瘀、余毒稽留的带状疱疹后遗神经痛疗效显著。治疗其他皮肤病,如湿疹、过敏性皮炎、各种病毒疣等,徐小云最喜用羌活、桑叶、防风、荆芥、薄荷、白芷、白蒺藜等解表药以辨证治疗或为引经药。

四、临床组方精简,用药轻灵

现在有些中医医生,喜开大处方,以 20 余味者为多,且用量较大,问之,曰现在中药多以种植为主,药效不如以往。但徐小云在诊治各种外科疾病时,方中药味不超过 15 种,有 3 张协定处方的药味也都在 10~12 味,且用药剂量较轻。

(一)治疗皮肤病急性期

《素问·太阴阳明论》说:“故犯贼风虚邪者,阳受之”。吴瑭《温病条辨》指出:“上焦如羽,非轻不举。”皮毛和人体之表都属于人体之阳位,非轻剂药物不能达之。所以治此部位的疾病,一般采用轻剂,如桑菊饮、九味羌活汤、消风散等,辨寒热以区别使用。

如治疗急性荨麻疹,因外感风寒之邪,蕴积肌肤,致使营卫不和而发病,徐小云喜用香苏散加味治疗,方中香附 6g、紫苏叶 6g,意在发汗解表,行气活血,小剂量使用,所谓轻可去实也。盖气贵流通而邪气挠之,则气行窒滞,失其清虚灵动之机,故觉实矣。

对于慢性皮肤病,血分有热,内有伏邪者,徐小云喜用清热解表药,取其“轻清化气”,如戴天章《重订广温热论》所言:“王孟英所谓展气化以轻清,如栀、芩、蒌、苇等味是也。又谓伏气温病,自里出表,先入血分而后达气分……迨伏邪从气分而化……总以轻清化气为首要……吴茭山曰:凡气中有热者,当用清凉薄剂。”此处薄剂即药物用量宜轻。

如寻常型银屑病进行期,属血热证者,徐小云在运用清热凉血药的同时,还加用小剂量的紫苏叶、黄连、桑叶、羌活、荆芥、防风等解表药,意在解表透邪,将蕴结于肌表的血热之邪从皮肤而解。不仅采用花叶一类质轻的药物,而且用量也轻,一般在 6~10g,煎法也不宜久煮,否则药过病所,影响疗效。唯剂以轻清,则正气宣布,邪气潜消,而窒者自通。若投重药,不但易过病所,病不能去,且无病之地,反遭其克伐。章楠谓:“轻剂为吴人质薄而设,殆未明治病之理也。川连不但治湿热,且可用以降胃火之上冲;苏叶味甘辛而气芳香,通降顺气,独擅其长,然性温散,故虽与黄连并驾,尚减用分许而节制之,可谓方成知约矣。"亦以为然。

(二)慢性病长期服药期

慢性皮肤病及疮疡病患者,日久体衰,加之长期服药,耗伤正气,故不能急于求成,如《中庸》所述:"然而日彰",用药物配成散剂及丸剂,小量服之,促进机体抗病能力的再生,通过渐积,慢慢起效,如春之回温,阳气布散,阴气自然消退,不期然而然。但由于目前临床上自行制作丸散剂较难实现,需长期服药患者,多以汤剂治疗。

在治疗此类患者时,动药与静药相配伍,以用于补益,且动药用量宜轻。所谓静药,是指具有补益作用,但易产生气血壅滞的药物,如黄芪、党参、太子参、山药、白术、生白芍、生地黄、熟地黄、山茱萸、鹿角片、阿胶、炙甘草等。所谓动药,是指具有调理气血作用,而易损伤正气的药物,如川芎、枳实、当归、柴胡、陈皮、肉桂、香附、泽泻、大腹皮、砂仁、豆蔻等。在组方时,两类药物相互配合,动药推动静药,使补益作用增强,而副作用减少。

如协定处方下肢溃疡方,可治疗各种原因引起的慢性下肢溃疡,具有补气活血、清利湿热之功效。方中生黄芪、茯苓、炒白术、赤芍、生白芍属静药,用量偏重;桂枝、川芎、黄柏、苍术属动药,用量宜轻。慢性下肢溃疡的病因病机是,虚、瘀为本,湿为标。"虚""瘀""湿"是慢性下肢溃疡难以愈合的关键环节,以"补""通""清"为要,治疗当以扶正补虚、活血化瘀、清热利湿为大法。方中芪、苓、术、芍等静药具有补益的作用,柏、芎、苍、桂等动药具有通、清的作用,动药协助静药更好地发挥补益之效以治本。久病怕动,一动恐不堪收拾,所以静药应用应多于动药。

(三)引经药的使用

引经药在徐小云的处方中,用量亦较轻。所谓引经药是引主药直达病所的药物。徐小云认为用量过大,反而会喧宾夺主,牵制主药发挥作用。如治疗皮炎、头面部皮疹,多用羌活、桑叶等,上肢部位用桑枝,下肢部位喜用独活;治疗湿热证的外科病,上部多用黄芩,躯干部用黄连,下肢用黄柏等,不胜枚举,且剂量较轻,6~10g。

使用轻剂量方药治病能收到较好的效果,是前人实践的结晶,既可避免药物的浪费,减轻患者的经济负担,又可提高疗效,缩短疗程,一举两得。

当然,不能一概而论,以偏概全,临证必须做到正确地辨证施治。

五、传承中医外用药,创新使用古医方

中医外治法在我国现存最早的医学方书《五十二病方》中就有许多记载,现存第一部外科学专著《刘涓子鬼遗方》就有用水银膏治疗皮肤病的记录。徐小云在20世纪50~60年代行医时就接触过大量的疮疡病患者,在中医外用药方面更是积累了大量的经验,在其师王彬容老先生传授的基础上,自制的外用药可以满足多种疮疡病的治疗。治疗肿疡阳证有金黄消肿软膏、金箍消肿软膏可选,治疗阴证有回阳玉龙膏、四虎消肿软膏可用。

肿疡初期以疮毒消肿丹加黄酒调和外涂;疮疡成脓切开术后可用黛军软膏清热消肿,桃花散、红三厘、三青散祛腐排脓;溃疡肉芽生长缓慢可用生肌散、红玉散、复方长皮膏等煨脓长肉,促进疮面愈合;后期肿块坚硬难消者,有阿魏膏可用。疮疡病各期均有外用药可选择。

在治疗烧伤方面,Ⅰ~Ⅱ度烧伤早期用烫伤乳剂,后期用地榆软膏;Ⅲ度烧伤,包括各种化学灼伤,可先用黛军软膏祛除坏死的腐肉,再用复方长皮膏生肌长肉,修复疮面。治疗甲沟炎及中耳炎可用耳疳散加麻油调匀外敷,疗效显著,使用方便,深受患者喜欢。

根据疮面的不同情况,选用2种或3种不同药性的药膏,按一定的比例进行调配外敷,如疮面已有新鲜肉芽生长,但四周皮肤仍红肿疼痛,可用黛军软膏加复方长皮膏调匀外敷,如此既有黛军软膏的清热解毒消肿,又有复方长皮膏的生肌长肉作用,以此缩短病程,减轻患者痛苦。徐小云在这方面用药可谓经验丰富,独具特色。

随着时代的变迁,现在疮疡病逐渐减少,皮肤病日渐增多。目前徐小云常用治疗皮肤病的外用药达30余种,每年根据病种需要新增品种。如治疗癣病有甲癣浸泡方、苯甲酸软膏、土槿皮酊,治疗湿疹有复方一枝黄花霜、复方樟脑霜、芷柏扑粉、五黑散、紫荆洗剂,治疗冻疮有樟脑霜,治疗皮肤干燥皲裂有硼酸软膏、润肤膏,治疗夏季皮炎、皮肤瘙痒有鹅黄散,治疗脱发有生发酊,治疗白癜风有补骨脂酊,等等。

以上外用药方有的取自古代医方,如金箍消肿软膏中的金箍散取自《外科正宗》,金黄消肿软膏中的金黄散取自《医宗金鉴》,复方长皮膏由《外

科正宗》的生肌玉红膏和《医方易简》的生肌八宝丹两方变化而来;而大多数外用药都为经验方,由长期临床实践而来。徐小云认为:患者是我们的老师,患者病情的变化促使我们不断地完善治疗方案,制作出更多的外用药以满足临床的需要。

中篇　医案篇

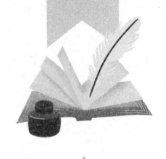

第一章　外科疾病

第一节　疮　疡

一、淋巴结炎

案1 周某,男,5岁。

初诊:2017年2月2日。

主诉:颈部肿块伴疼痛3日。

现病史:患者于1周前受寒出现发热伴咽喉疼痛,经西医治疗后发热退,咽喉疼痛减退。在前日夜里突然发现颈部肿块,活动时疼痛,口服抗生素(具体药名不详)治疗2日,结块反而增大。伴发热口渴,无胸闷头疼,无呕吐等症状。

既往史:否认有其他疾病史。

过敏史:否认有药物或食物过敏史。

刻下:颈部右侧肿块,逐渐增大伴疼痛,活动时疼痛加重,转侧不利。纳寐俱可,二便如常。

查体:T 38℃,右颈部扪及结块2.6cm×2.8cm,肤色偏红,边界清楚,推之活动可,质中硬,压痛明显,局部无波动感。

舌脉:舌质红,苔薄黄,脉浮数。

中医诊断:颈痈,风热痰结证。

西医诊断:急性化脓性淋巴结炎。

治法:疏风清热,化痰消肿。

内治

方药:自拟方。

牛蒡子6g　荆芥3g　金银花5g　川贝母2g　玄参5g

7剂,每日1剂,水煎分服。

另:山慈菇3g

7剂,每日1剂,单独水煎另分服。

外治:金黄消肿软膏,外敷患处,每日1次。

二诊:2017年2月9日。

药后热退,结块明显缩小,疼痛减轻。

查体:右颈部扪及结块1cm×0.8cm,肤色正常,边界清楚,推之活动可,质中硬,轻压痛,局部无波动感。

舌脉:舌质红,苔薄黄,脉浮数。

中医诊断:颈痈,风热痰结证。

西医诊断:急性化脓性淋巴结炎。

治法:疏风清热,化痰消肿。

内治

方药:自拟方。

牛蒡子6g 荆芥3g 金银花5g 川贝母2g 玄参5g

7剂,每日1剂,水煎分服。

另:山慈菇3g

7剂,每日1剂,单独水煎另分服。

外治:金黄消肿软膏,外敷患处,每日1次。

按语:颈痈以儿童多见,俗称"痰毒",又称"时毒",冬春季节易多发,多因风湿、痰热而生,发病前多有感冒发热等上呼吸道感染史。内治以疏风清热,解毒化痰为主。

儿童颈痈,一般发病快,消退快,化脓亦快,失治或治疗不当,易出现高热等全身感染症状。结块初起,当用金黄消肿软膏外敷,内服方中加用山慈菇有利于化痰消结。发现肿块四周质硬,表面皮肤色红,中间软,按之有波动感,是已成脓,宜早期切开排脓,缩短治愈时间。金黄消肿软膏,是由金黄散加消炎止痛膏调和而成,用于早期肿疡患者,以消散为主。其中的金黄散,来源于《外科正宗》如意金黄散。

案2:彭某,男,68岁。

初诊:2017年2月16日。

主诉:左大腿结块肿胀疼痛4日。

现病史:患者素有脚气,足趾常有瘙痒感。近1周来左足第1趾间皮肤不慎抓破,出现足趾间皮肤潮红且痛。于4日前左足第1趾间皮肤破损处痒痛减轻,但左大腿内侧近腹股沟出现结块,日渐增大,疼痛明显,夜间加剧,痛如鸡啄,伴形寒、头痛不适,无恶心、呕吐,无腹痛、腹泻,食欲睡眠欠佳,二便如常。

既往史:否认有其他疾病史。

过敏史:否认有药物或食物过敏史。

刻下:左足第1趾间皮肤潮红且痛,左大腿内侧近腹股沟结块疼痛,夜间加剧,痛如鸡啄,伴形寒、头痛不适。

查体:左足第1趾间皮肤潮红,四周肿,有压痛,左大腿内侧扪及5cm×6cm肿块,皮肤表面焮红,边界清楚,质中硬,无波动感,压痛明显。

舌脉:舌质红,苔薄黄,脉数。

中医诊断:腿痈,湿热证。

西医诊断:急性化脓性淋巴结炎。

治法:清热利湿,解毒散结。

内治

方药:二妙散加五味消毒饮加减。

黄柏6g 苍术6g 金银花15g 连翘10g 紫花地丁15g 当归10g 赤芍10g 川芎6g 茯苓10g 陈皮6g 皂角刺10g

5剂,每日1剂,水煎分服。

外治:金箍消肿软膏,外敷患处,每日1次。

二诊:2017年2月21日。

患者自觉左大腿肿块疼痛未见明显减轻,肿块处夜间鸡啄感加剧,形寒缓解,二便通畅。

查体:左足第1趾间皮肤潮红减退,四周无红肿及压痛,左大腿内侧扪及5cm×6cm肿块,高出皮肤,表面焮红,边界清楚,质中软,有波动感,压痛明显。

舌脉:舌质红,苔薄黄,脉数。

中医诊断:腿痈,湿热证。

西医诊断:急性化脓性淋巴结炎。

治法:清热利湿,解毒散结。

内治

方药:二妙散加五味消毒饮加减。

黄柏 6g　苍术 6g　金银花 15g　连翘 10g　紫花地丁 15g　当归 10g　赤芍 10g　川芎 6g　茯苓 10g　陈皮 6g

5 剂,每日 1 剂,水煎分服。

外治:局部麻醉下切开排脓后,桃花散纱条引流,外敷黛军软膏,每日 1 次。

三诊:2017 年 2 月 26 日。

药后患者自觉左大腿肿痛明显减轻,切口处脓液已少,肿块减小,红肿减退。

查体:左足趾皮肤正常,左大腿内侧肿块 2cm×1.8cm,边界清楚,切口处空腔内新鲜肉芽生长,渗液清稀,淡黄色,压痛不明显。

舌脉:舌质红,苔薄黄,脉数。

中医诊断:腿痈,湿热证。

西医诊断:急性化脓性淋巴结炎。

治法:清热利湿,解毒散结。

内治

方药:二妙散加五味消毒饮加减。

黄柏 6g　苍术 6g　金银花 15g　连翘 10g　紫花地丁 15g　当归 10g　赤芍 10g　川芎 6g　茯苓 10g　陈皮 6g

7 剂,每日 1 剂,水煎分服。

外治:二味散 + 红玉散(1:1 比例混匀),药线引流 3 日,待渗液清稀无色后停用,外敷黛军软膏,每日 1 次,至疮口结痂痊愈。

按语:本案系皮肤受外来伤害感染毒邪,致使邪毒留滞肌肤,郁结不散,使营卫不和,气血凝滞,经络壅遏,化火成毒而成痈肿。痈具有发病迅速,易肿、易脓、易溃、易敛的特点,早治易消散,反之易化热、化腐成脓。该患者来就诊时,肿块即将成脓,遂予其内服清热解毒、和营消肿之五味消毒饮、二妙散治疗,并外用具有消散软坚活血作用的金箍消肿软膏,起到箍毒的作用,防止毒邪向四周发展。

但复诊时脓已成,宜早期切开排毒,外用桃花散纱条引流,并外敷黛军软膏,清热解毒消肿,促脓液尽快排出,使疮面愈合快。脓肿切开时充分开放脓腔,保证排脓通畅,防止形成袋脓,影响愈合;在疮口脓液减少时,要继续换药,保持疮口湿润使新肉生平再收口,不可让疮口结干痂,因结干痂会使疮口内余毒无法排出而引起复发。处方中黄柏、苍术(二妙散)清热利湿;金银花、连翘、紫花地丁(五味消毒饮)清热解毒;赤芍、当归、川芎凉血活血,消肿止痛;茯苓、陈皮健脾和胃。

总之,痈病的治疗,内治法依据疮疡的初起、成脓、溃后3个阶段的发展过程,遵循消、托、补的治疗总则。《外科启玄·明内消法论》说:"消者灭也……使绝其源而清其内,不令外发,故云内消。"故用五味消毒饮、二妙散等清热解毒消肿的中药以消散皮肤肿疡。

外治法,根据外疡初起肿疡、中期成脓破溃、后期生肌收口的变化特点,结合邪正消长的变化,建立相应的消、溃、敛三大治则。故在痈病已成脓时,及时切开排脓,再用桃花散、黛军软膏拔出余毒,在脓净后改用二味散和黛军软膏生肌敛疮。

案3: 庄某,女,70岁。

初诊:2018年3月12日。

主诉:左颈部肿块1年。

现病史:患者近1年来左侧颈部出现肿块,增大不明显,但近3个月肿块明显变大,伴胀痛不适,无发热头痛,无呕吐消瘦。

既往史:否认有其他疾病史。

过敏史:否认有药物或者食物过敏史。

刻下:患者左颈部肿块,伴胀痛不适,纳食正常,二便通畅。

查体:左侧颈前部扪及条索状肿块,质中,按之有囊性感,皮色正常。

舌脉:舌红,苔薄,脉浮。

中医诊断:颈痈,痰毒阻络证。

西医诊断:颈部淋巴结炎。

治法:健脾化痰解毒,活血散结。

内治

方药:二陈汤加味。

夏枯草12g　陈皮6g　制半夏6g　忍冬藤15g　炒白芍10g　川芎5g

丹参 10g　当归 6g　络石藤 15g　槲寄生 15g　续断 10g　茯苓 10g　六神曲 15g　赤芍 10g　炙甘草 3g

14 剂,每日 1 剂,水煎分服。

按语:本案患者年事已高,脾胃虚弱,运化失司,水湿内停,日久酿而成痰,随气血运行,瘀阻颈部经络,聚而成块。故选用化痰名方二陈汤加味,健脾化痰解毒,活血散结。方中陈皮、半夏、茯苓、炙甘草(二陈汤)健脾化痰散结,加夏枯草化痰散结,六神曲健脾;忍冬藤、络石藤清热活血以通络;当归、川芎、丹参、赤芍、炒白芍活血化瘀通络;槲寄生、续断补益肝肾,温通经络。诸药配伍既可健脾胃运化功能,以化水湿之聚;又可清热解毒、活血化瘀以通阻滞之经络;用补益肝肾温通之药意在肿块日久,结聚较深,用微微温通之法有助于推动瘀滞在经络的气血运行,从而加快肿块的消散,又防止清热药之寒凉使肿块变成僵块。

此病患者病史较长,需通过现代检测手段如 B 超、CT 等排除恶变的可能性之后,方可用中药耐心调理;患者平素还需调畅情志。

案4:王某,男,48 岁。

初诊:2016 年 9 月 10 日。

主诉:右颌下结块 4 个月。

现病史:患者近 4 个月来出现右颌下结块,时大时小,伴咽喉部干燥,晨起明显。咽部干燥加重时,右颌下肿块亦增大,伴疼痛明显。未曾治疗,每次咽喉疼痛加剧,自行服用抗生素(具体不详)。

既往史:否认有其他疾病史。

过敏史:否认有药物或者食物过敏史。

刻下:患者右颌下结块,饮食正常,睡眠正常,二便通畅。

查体:右颌下扪及结块,呈扁平状,直径约 2cm,边界清,活动可,无粘连,按之无压痛,咽红充血,表面无脓性分泌物。

舌脉:舌红,苔薄,脉细数。

中医诊断:臖核,痰瘀交阻证。

西医诊断:慢性淋巴结炎。

治法:健脾养阴,化痰散结。

内治

方药:二陈汤加减。

陈皮 6g　夏枯草 15g　橘核 10g　桔梗 6g　炙甘草 3g　海浮石 10g$^{(先煎)}$
南沙参 15g　玄参 10g　六神曲 15g　炒白芍 10g　炒白术 10g　山药 15g
忍冬藤 30g

14 剂,每日 1 剂,水煎分服。

二诊:2016 年 9 月 24 日。

患者自诉颌下结块减小,咽部无明显疼痛,干燥感仍有。

查体:双侧颈部均扪及肿块,如蚕豆大小,质中,无压痛,活动好。

舌脉:舌红,苔薄腻,脉细数。

中医诊断:臀核,痰瘀交阻证。

西医诊断:慢性淋巴结炎。

治法:健脾养阴,化痰散结。

内治

方药:二陈汤加减。

陈皮 6g　制半夏 6g　夏枯草 15g　橘核 10g　生甘草 3g　玄参 10g
木蝴蝶 5g　忍冬藤 30g　连翘 10g　佩兰 10g　茯苓 10g　枳壳 6g

14 剂,每日 1 剂,水煎分服。

三诊:2016 年 10 月 15 日。

患者自诉颌下结块明显减小,咽部无疼痛,干燥感好转,伴乏力脚酸,
上腹部时有不适。

查体:双侧颈部均扪及肿块,如毛豆大小,质中,无压痛,活动好,腹部
柔软,无压痛及反跳痛。

舌脉:舌红,苔薄腻,脉细数。

中医诊断:臀核,痰瘀交阻证。

西医诊断:慢性淋巴结炎。

治法:健脾养阴,化痰散结。

内治

方药:二陈汤加减。

陈皮 6g　夏枯草 15g　党参 10g　炒白芍 10g　炒白术 10g　忍冬藤
30g　六神曲 15g　炒麦芽 15g　枳壳 6g　炒木香 6g　狗脊 10g　续断 10g

生甘草 3g

14 剂,每日 1 剂,水煎分服。

按语:中医学将发于颈部的淋巴结炎称"颈痈""瘰核",西医学称为"淋巴结炎"。当人体某一部位出现病变,相应部位的淋巴结会出现肿大,甚至发生疼痛。例如,当咽喉部发生痈疡如喉痹、喉痛、喉痈、喉疔等,或肢体皮肤破损并发感染时,颌下、腋窝或腹股沟等部位出现的大小不同的硬结,按之作痛,即是肿大的淋巴结。多因外感风温、风热之邪夹痰蕴结少阳、阳明之络,或肝胃火毒上蕴所致,也有因口疮或头面疮等感染毒邪诱发。病情迁延日久,结块不消者,则属"痰瘀交阻"为患。

本案患者患病日久,咽喉部反复感染毒邪,日久致脾气亏虚,痰湿阻滞,久病必有瘀,循经继发于颈部成结块,难以消散。故取方二陈汤加减,意在健脾化痰。本病多因脾失健运,湿无以化,湿聚成痰,郁积而成。治疗以半夏辛温性燥,既能燥湿化痰,又能和胃降逆。陈皮既可理气行滞,又能燥湿化痰。两者相配,寓意有二:一为等量合用,不仅相辅相成,增强燥湿化痰之力,而且体现治痰先理气,气顺则痰消之意;二为半夏、陈皮皆以陈久者良,而无过燥之弊,故方名"二陈"。此为本方燥湿化痰的基本药物。佐以茯苓健脾渗湿,渗湿以助化痰之力,健脾以绝生痰之源。鉴于橘红、茯苓是针对痰因气滞和生痰之源而设,故此两药为祛痰剂中理气化痰,健脾渗湿的常用组合。以甘草为佐使,健脾和中,调和诸药。加夏枯草、橘核、海浮石、忍冬藤清热化痰散结;六神曲、党参、炒白芍、炒白术、山药健脾益气,辅助"二陈"燥湿化痰。因患者有慢性咽炎史,久病伤阴,故加南沙参、玄参益气养阴,防止该病的复发。

三诊中加狗脊、续断为对症用药,意在强筋补肾。纵观整个治疗过程,既用二陈汤燥湿化痰,又用四君子汤健脾补气,加强化痰之效;此外,针对慢性咽炎这一诱因,用南沙参、玄参益气养阴;如此起到标本兼治的作用。

二、甲沟炎

施某,男,15 岁。

初诊:2017 年 3 月 1 日。

主诉:右蹈趾甲沟红肿疼痛反复 1 个月。

现病史:患者近 1 个月来,因剪趾甲离甲缘过近,又连续几天穿较紧新鞋,右踇趾甲沟出现红肿疼痛,予以红霉素软膏及莫匹罗星软膏等外用之后仍反复发作,日渐加剧,久行、久站后疼痛加剧,患处不能触碰。否认有外伤史。

既往史:否认有其他疾病史。

过敏史:否认有药物或者食物过敏史。

刻下:患者右踇趾内侧甲沟红肿疼痛,有胬肉外翻及渗液,胃纳可,夜寐安好,二便正常。

查体:右踇趾内侧甲沟红肿,有胬肉外翻,渗液,触之压痛明显。

舌脉:舌红,苔薄,脉数。

中医诊断:蛇眼疔,湿热夹毒证。

西医诊断:甲沟炎。

治法:清热解毒。

内治

方药:五味消毒饮加减。

金银花 5g 蒲公英 15g 茯苓 10g 生甘草 3g

7 剂,每日 1 剂,水煎分服。

外治

(1)消毒疮面,拔除嵌入甲沟内的趾甲。

(2)黛军软膏,外敷患处,每日 1 次。

按语:甲沟炎是一种趾(指)甲部周围组织的急慢性炎症,与中医学记载的“代指”“蛇眼疔”相类似。

本案因患者平素修剪趾甲不当,又不慎被鞋子挤压,以致甲沟受挤压而继发感染,加之鞋子闷热,易出脚汗,湿热之邪乘虚而入,郁久化为热毒,出现甲沟皮肤红肿,未及时治疗,日久趾甲生长,长入肿胀甲沟内,病程日久,出现胬肉外翻、渗液,触之疼痛明显,似有针刺。故在治疗时不仅要治疗红肿的甲沟,予中药五味消毒饮内服以清热解毒,更要拔除嵌入甲沟内的趾甲以去除诱因,外敷黛军软膏以清热解毒消肿,内治法与外治法兼用以除病之根本。

三、尾骶瘘

张某,女,20 岁。

初诊:2017年8月19日。

主诉:尾骶部溃口伴疼痛,反复1年。

现病史:患者于去年9月在外院因尾骶部窦道感染,切开排脓治疗后,曾愈合。不久原切口瘢痕处又出现肿痛,并溃穿流血水,反复发作,溃口处时有疼痛;同时在颜面、腋下、背部也有皮疹发生,伴有小脓点,平素喜食辛辣食物,每次多吃都会出现窦道处肿大疼痛,自行服用牛黄解毒片等清热解毒药后,疼痛等症状好转,否认有外伤史及肛周脓肿史。

既往史:素有尿路感染史、痛经史,未曾正规诊治;否认有其他疾病史。

过敏史:否认有药物或者食物过敏史。

刻下:尾骶部溃口,伴反复疼痛,流血水,胃纳可,夜寐安好,大便每日1次,质偏硬,小便正常。

查体:尾骶部近肛旁见一溃口,约0.3cm×0.2cm,向上按压有空腔,伴有分泌物流出,开始见淡淡的脓性分泌物,多按几次,则分泌物呈淡红的血水,用药线探入,约深3cm。向下按之,未感觉到空腔,亦无分泌物流出;另,颜面润,伴丘疹,背部也有丘疹,腋下、腹部结块,质中。

舌脉:舌红,苔薄,脉细数。

中医诊断:窦道,湿热蕴结证。

西医诊断:尾骶瘘。

治法:清热排脓,养血利湿。

内治

方药:五味消毒饮合三妙汤加减。

金银花10g　连翘10g　紫花地丁15g　半枝莲15g　拳参10g　黄柏6g　苍术6g　炒薏苡仁15g　当归15g　炒白芍10g　赤芍10g　茯苓10g　陈皮6g　枇杷叶15g　桑白皮10g　凤尾草15g　甘草3g

14剂,每日1剂,水煎分服。

外治:红霉素软膏,外涂溃口处,每日2次。

按语:窦道有外口而无内口,从皮肤浅层开始通向肌肉层,但另一端为盲端。

本案患者于尾骶部见溃口,用药线探入,虽有空腔,但未见有内口,故考虑为窦道。因患者平素喜食辛辣食物,引起湿热内蕴,积毒成疮,又病程日久,久病必虚,脾虚致湿热内蕴,且患者又素有颜面痤疮、尿路感染等疾患,故在治疗时,用五味消毒饮合三妙汤,方中金银花、连翘、紫花地丁、半枝莲、拳参、黄柏、苍术等清热解毒排脓;茯苓、陈皮、炒薏苡仁等健脾利湿;当归、炒白芍、赤芍以养血生肌;枇杷叶、桑白皮以宣发肺热治痤疮;凤尾草清热利淋治尿路感染;甘草调和诸药。

外用红霉素软膏以抗菌。

第二节 外伤疾病

一、外伤感染

张某,女,50岁。

初诊:2017年4月1日。

主诉:右胫部溃口伴疼痛3个月。

现病史:患者近3个月前不慎摔倒,致右下肢胫侧皮肤破损,在外院行X线摄片检查提示局部无骨折现象,并进行了抗感染等对症治疗(具体用药不详),但伤口至今未愈,时常有液体渗出,伴伤口处疼痛、肿胀,站久后症状加重,休息后或晨起时肿胀明显减轻。目前无恶寒发热,无头痛呕吐,无胸闷气急。

既往史:否认有其他慢性疾病史。

过敏史:否认有药物或者食物过敏史。

刻下:患者右下肢胫侧皮肤溃烂,局部皮肤肿胀明显,伴疼痛,胃纳欠佳,夜寐安好,二便正常。

查体:体温平,神清,右下肢胫侧中下段见一溃口,大小约3cm×4cm,局部渗液,以血水为主,疮面色黯红,有触痛,四周皮肤肿胀,肤色偏黯紫。

舌脉:舌红,苔薄,脉细数。

中医诊断:外伤染毒,气滞血瘀证。

西医诊断:外伤感染。

治法:清热利湿,益气健脾,活血生肌。

内治

方药:三妙汤合黄芪桂枝五物汤加减。

黄柏6g 苍术6g 炒薏苡仁15g 当归9g 川芎5g 炒白芍10g

桂枝 6g 　生黄芪 10g 　忍冬藤 30g 　连翘 10g 　茯苓 10g 　茯苓皮 15g 　炙甘草 3g

14 剂,每日 1 剂,水煎分服。

外治:生肌散 + 硼酸软膏,外敷,每日 1 次。

按语:本病因外伤后引起局部气血受损,经脉气血运行不畅,复又感染外邪,郁热化腐,导致伤口日久不敛。虽经外院抗感染等治疗,但外伤所致的经脉气血瘀阻之证未曾缓解,日久更是耗伤人体气血,故出现伤口时时渗血水而不见愈合,四周皮肤肿胀黯紫。此类疾病在治疗初期,除了预防伤口感染,还要注意尽快使局部气血运行通畅;后期,更应注重标本兼治,在清热解毒的同时,还要注重补气健脾,温通经络,养血活血。选用三妙汤(黄柏、苍术、炒薏苡仁)清热利湿,忍冬藤、连翘清热解毒,以治其标;当归、川芎、炒白芍(取四物汤之意)活血养血;桂枝性温,通经络,活血;生黄芪乃补气神药,生用更能托毒生肌;茯苓、茯苓皮健脾利湿,以治其本,脾胃为后天之本,中焦气血充足,加上黄芪、桂枝的配合,使经络通畅,由此气血运行通畅;炙甘草调和诸药,其中黄柏、炒薏苡仁为引经药,引诸药下行直达病所,此方标本兼顾。

外治用生肌散具有收敛生肌之功,硼酸软膏可清洁消毒伤口,两者配合,可促进伤口愈合。如此内治、外治同时进行,既可使患者伤口腐肉尽快脱净,新肉生长,又可使溃疡四周的皮肤恢复正常颜色,避免留下后遗症。

二、压疮

李某,女,82 岁。

初诊:2017 年 1 月 19 日。

主诉:背及尾骶部皮肤溃烂 1 年。

现病史:患者于 2014 年 11 月因突发脑梗死致右侧肢体偏瘫,2015 年 7 月再次突发脑梗死后长期卧床,2 个月前出现背部及尾骶部皮肤 2 处溃烂,以骶尾部为严重。

既往史:有高血压病史 10 余年,长期服用降压药(具体不详),病情尚稳定,否认有其他疾病史。

过敏史:否认有药物或食物过敏史。

刻下:背部、尾骶部见 2 处皮肤溃烂,疼痛,四周皮肤稍肿,略红。无畏寒发热,无胸闷头疼等,饮食尚可,二便如常。

查体:形体消瘦,面色㿠白,背部正中近脊椎处见一块红斑,表皮破损,约 2cm×3cm,有少量渗液;尾骶部溃烂疮口 5cm×8cm,四周红肿明显,疮面中间有腐肉覆盖,中间呈灰黑色,四周白色,按之绵软,有空腔,重按有脓液,味臭。

舌脉:舌质淡,苔薄白,脉细数。

中医诊断:褥疮,气血两虚证。

西医诊断:压疮。

治法:排毒祛腐,益气养血。

内治

方药:八珍汤加减。

当归 10g 炒白芍 10g 川芎 6g 熟地黄 10g 党参 10g 炒白术 10g 茯苓 10g 炙甘草 6g 生黄芪 10g 枳壳 6g 白芷 6g

14 剂,每日 1 剂,水煎分服。

外治

(1)背部破损皮肤,用生理盐水清洁皮肤,外敷生肌散,无需纱布包扎,每日可 4~5 次。

(2)尾部溃口用剪刀将覆盖在疮面上的腐肉清除,排尽腔内脓液,疮面暴露,部分可见新鲜肌肉,尚有大部分疮面被腐肉覆盖。将生肌散撒在可见新鲜肌肉的疮面上,将桃花散撒在腐肉的疮面上,再将复方长皮膏均匀涂在棉纸上,外敷盖住整个疮面,厚纱布覆盖包扎,每日 1 次;若渗液较多,上述外治法可早晚各行 1 次。

(3)2 处疮口四周皮肤每日用温水擦洗干净,外扑芷柏扑粉,使皮肤干燥,防止褥疮再次发生。

医嘱:睡气垫床,勤擦身,勤翻身,适当增加营养。

二诊:2017 年 2 月 2 日。

药后症情好转,背部破损的皮肤已干燥结痂,尾底部溃口腐肉脱落较多,新肉鲜红,纳食改善。

查体:形体较瘦,面色红润,尾骶部溃烂疮口 4cm×5cm,四周稍红肿,疮面肉芽新鲜,色红,中间仅见少许腐肉,色淡黄,渗液较多。

舌脉:舌质淡,苔薄白,脉细数。

中医诊断:褥疮,气血两虚证。

西医诊断:压疮。

治法:排毒祛腐,益气养血。

内治

方药:八珍汤加减。

当归 10g　炒白芍 10g　川芎 6g　熟地 10g　党参 10g　炒白术 10g　茯苓 10g　炙甘草 6g　生黄芪 30g　枳壳 6g　白芷 6g　皂角刺 15g　丹参 10g

14 剂,每日 2 次,水煎分服。

外治

(1) 背部皮肤,外扑芷柏扑粉,使皮肤干燥,防止褥疮再次发生。

(2) 尾部溃口用生肌散撒疮面上,复方长皮膏外敷整个疮面,每日 1 次。

经治疗 3 个月而愈。

按语:本病患者多因长期卧床,局部皮肤受压导致气血运行受阻,日久气血瘀滞,化热化腐。久病体虚,气血耗损,根据病情给予补气养血治疗。外治要及时清除覆盖疮面上的腐肉,使腐肉下面的脓液排放通畅,对腐肉未脱的疮面,予以桃花散祛腐拔毒,使腐肉早日脱落;若疮面新肉已现或仅有表皮损伤的疮面,用生肌散生肌敛疮;复方长皮膏具有提脓祛腐、煨脓长肉的作用,外用覆盖整个疮面,有利于疮面的腐肉脱离,新肉生长。中医外治法以消、溃、敛为三大法则,根据疮面的不同分别予以桃花散(溃法)、生肌散(敛法)、复方长皮膏(溃法 + 敛法);再结合以八珍汤为主的中药汤剂内服调理,疗效事半功倍。

值得注意的是,预防及治疗压疮,护理是关键,所谓"三分治疗,七分护理",特别是外伤截瘫、长期卧床的患者,要注意经常擦洗身体,勤翻身,控制好大小便,避免粪、尿污染疮面等。细致周到的护理将有利于疮面早日痊愈。

三、烧伤

赵某,女,42 岁。

初诊:2018 年 3 月 1 日。

主诉:双手背及腿部烫伤 18 小时。

现病史:患者于昨晚 20:05 左右在倒开水时,不慎打翻热水瓶,致双手背及腿部烫伤,出现局部皮肤红肿疼痛、水疱,无表皮明显破损,自行外涂蛋清,于今晨见烫伤处肿胀更明显,伴水疱增大,疼痛仍有,遂来就诊。无发热、头痛,无呕吐,站久后下肢皮肤疼痛加剧,行走尚可。

既往史:否认有其他疾病史。

过敏史:否认有药物或食物过敏史。

刻下:患者双手背及腿部烫伤,出现局部皮肤红肿疼痛、水疱,胃纳可,夜寐欠佳,二便正常。

查体:双手背及腿部前侧局部皮肤见片状红肿,多处水疱,大小不等,疱液澄清,未见明显皮肤破损,触之压痛明显,总面积约 4%。

舌脉:舌红,苔薄,脉数。

中医诊断:烫伤,火热伤津证。

西医诊断:Ⅱ度烧伤。

治法:养阴清热。

内治

方药:银花甘草汤加味。

金银花 10g　生甘草 6g　六神曲 15g　茯苓 10g　陈皮 6g　连翘 10g玄参 10g　赤芍 10g　丹参 10g

7 剂,每日 1 剂,水煎分服。

外治

(1)消毒创面,双手背用烫伤乳剂外涂(24 小时以内,每次间隔 2 小时;超过 24 小时,每次间隔 4~5 小时),无需包扎。

(2)双腿部用地榆软膏外敷,纱布包扎,每日 1 次。

按语:烧伤多指由于热力(火焰,灼热的气体、液体或固体)作用于人体而引起的损伤,见于《千金翼方》,古代医籍又谓“火烧伤”“汤火伤”“火疮”“汤泼火伤”“水火烫伤”等。

晋代《肘后备急方》就有“烫火灼伤用年久石灰敷之,或加油调”和“猪脂煎柳白皮成膏外敷”的记载。《备急千金要方》:“凡火烧损,慎勿以冷水洗之。”否则,“火疮得冷,热气更深转入骨,坏人筋骨难瘥”,又说“火疮用栀子、黄芩、白蔹煎汤以淋疮,会溜去火热毒”。说明中医在治疗烧伤方面积累了丰富经验,有些沿用至今。由于沸水(油)、烈火等的强热作用,侵袭人体皮肤,致皮肤受损,皮肉腐烂。轻者仅为局部皮肉受损伤,而重者除皮肤受伤以外,火毒炽盛,耗伤阴津,内攻脏腑,使阴阳失衡,产生火盛伤阴,阴损及阳,气血两虚等全身症状,从而产生诸多变证,甚至危及生命。

治疗上,根据受伤程度的轻重,以及临床表现来确定不同的治疗方案。通常小面积的轻症烧伤(Ⅰ度及浅Ⅱ度烧伤),用外治法便可收功。暴露的部位,如手部、面部可以外涂烫伤乳剂。烫伤乳剂由麻油、澄清石灰水[$Ca(OH)_2$]组成。麻油有清热解毒,促进创面愈合的作用;澄清石灰水有清洁创面、散热之功效。对于不宜暴露的部位,外敷地榆软膏。方中生地榆凉血止血,泻火解毒敛疮,是治疗烧伤的要药;生大黄清热泻火,解毒,活血化瘀,外用治疗烧伤。

对于烧伤面积较大的患者,需内外兼治。内治以养阴存津,清热解毒为主,辅以活血祛瘀。方用银花甘草汤加味养阴清热,泻火解毒,同时注意脾胃的养护,避免清热药伤胃。但津伤及气,或热毒入里,变证多端,须随证治疗。另外,烧伤患者的现场急救很重要,应迅速去除受伤原因,及时脱离受伤现场。

第三节 瘤

皮脂腺囊肿继发感染

(一)颈部皮脂腺囊肿继发感染

许某,男,59岁。

初诊:2017年6月8日。

主诉:左颈后肿块伴疼痛20日。

现病史:患者原有颈后皮脂腺囊肿病史10余年,未曾诊治。近20日来颈后原皮脂腺囊肿处出现肿块红肿疼痛,日渐增大,伴局部头皮的牵拉痛,无畏寒、发热,无头疼、呕吐。

既往史:否认有其他疾病史。

过敏史:否认有药物或者食物过敏史。

刻下:患者左颈后肿块伴疼痛,伴局部头皮的牵拉痛,夜间睡眠可,胃纳尚可,二便正常。

查体:体温平,神清,左颈后扪及肿块,大小约 3cm×3cm,皮肤红,局部压痛明显,按之有波动感。

舌脉:舌红,苔薄,脉数。

中医诊断:脂瘤染毒,热毒蕴积证。

西医诊断:颈部皮脂腺囊肿继发感染。

治法:清热化痰,解毒排脓。

内治

方药:五味消毒饮加减。

金银花 10g　连翘 10g　半枝莲 15g　紫花地丁 15g　当归 9g　炒白芍 10g　炒白术 10g　茯苓 10g　陈皮 6g　炒薏苡仁 15g　赤芍 10g　生甘草 3g

7 剂,每日 1 剂,水煎分服。

外治

(1)局部麻醉后切开排脓,排出脓液。

(2)三青散药线引流,黛军软膏外敷疮面,每日 1 次。

医嘱:饮食清淡,忌辛辣海鲜发物;不可挤压疮面。

按语:本案患者原有颈后皮脂腺囊肿病史 10 余年,此次因感受热毒,蕴于皮肤之间,日久化热化腐,聚结而成,出现肿块肿大,红肿疼痛,按之有脓。予以局部麻醉后切开排脓,用刮匙刮除腔内豆渣样脂物及包衣,再用三青散药线祛除剩余腐肉、脂物及包衣,外敷黛军软膏以清热解毒消肿。同时内服五味消毒饮以清热解毒、消除结块,加当归、炒白芍、赤芍养血凉血,茯苓、炒白术、陈皮、炒薏苡仁健脾利湿,以防苦寒药伤胃之虞;甘草调和诸药,并有解药毒之功。

对于脂瘤染毒并有脓的患者,应及早切开排脓,在换药过程中,注意脓液及内在脂物是否排尽,若已排尽,即停用三青散一类的祛腐药,黛军软膏需用至疮面愈合,肿块完全消退。在外用清热消肿药的同时,内服中药汤剂以清热解毒也很重要,可以有效地促进疮面及早愈合,并可防止脂瘤因热毒未尽而复发。

(二)面部皮脂腺囊肿继发感染

沈某,男,43 岁。

初诊:2017 年 6 月 10 日。

主诉:左颌下结块加重 1 年。

现病史:左颌下结块,原为毛豆大小。结块已七八年。近年来肿大加重。

既往史:否认有其他疾病史。

过敏史:否认有药物或食物过敏史。

刻下:患者左颌下结块直径 3cm,无疼痛,无发热,无其他不适。

查体:左下颌结块直径 3cm,色红,质软,无压痛,边界清楚。

舌脉:舌淡,苔薄,脉浮。

中医诊断:脂瘤染毒,湿毒蕴结证。

西医诊断:面部皮脂腺囊肿继发感染。

治法:清热解毒消肿。

内治

方药:五味消毒饮加减。

紫花地丁 15g　半枝莲 15g　金银花 10g　连翘 10g　当归 9g　炒白芍 10g　赤芍 10g　茯苓 10g　陈皮 6g　甘草 3g

7 剂,每日 1 剂,水煎分服。

外治

(1) 局部麻醉后切开,清除脂物,刮清内膜。

(2) 三青散药线引流,黛军软膏外敷疮面,每日 1 次。

二诊:2017 年 6 月 17 日。

溃口略红,脓液尚可,无发热。

查体:左颌下溃口内仍有少量脓液,基底红,有新鲜肉芽生长。

舌脉:舌淡,苔薄,脉细。

中医诊断:脂瘤染毒,湿毒蕴结证。

西医诊断:面部皮脂腺囊肿继发感染。

治法:清热解毒消肿。

内治

方药:五味消毒饮加减。

金银花 10g　连翘 10g　当归 9g　炒白芍 10g　炒白术 10g　茯苓 10g　陈皮 6g　炒薏苡仁 15g　赤芍 10g

7 剂,每日 1 剂,水煎分服。

外治:三青散减量,予红玉散撒在疮面,外敷黛军软膏,每日1次。

按语:患者系皮脂腺囊肿继发感染,单纯内服中药清热解毒消肿恐效果不佳。故采用中医清创拔腐生肌的外治法,在局部麻醉下切开感染的皮脂腺囊肿,以刮匙刮净腔内膜及腔内容物,并以三青散撒于患处,纸钉引流,起到清热拔毒的作用。外用黛军软膏清热解毒消肿,促进疮口恢复,减少感染。嘱每日换药。另加口服中药清热解毒、补益气血及抗生素对症治疗。1周后复诊,患者症状明显好转,脓液减少,予三青散减量,加用红玉散杀菌消毒收敛,继予黛军软膏外用,另服中药补益气血,佐以清热解毒。二诊过后未见患者再次就诊。回访患者诉已痊愈。

总之,皮脂腺囊肿继发感染,属于中医学"脂瘤染毒"范畴,其感染后的症状与中医外科中的疖和痈相似,故在治疗时通常内服以五味消毒饮为基础方,加凉血活血药,既可托毒外出,又可促进疮面愈合。

本病的外治,有脓则尽早切开排脓,清除腔内的脂物及包衣,前3~4日换药需外用三青散以祛腐肉,清余毒,待创底干净,肉芽新鲜,无脂物及包衣后,即刻停用三青散,否则会延误疮面愈合;若疮面已干净,但仍有少量脓水,可改用二味散拔出余毒;黛军软膏以生大黄和青黛为主要原料制成,具有清热解毒消肿之功,此类伤口为感染切口,故用黛军软膏可促进疮面愈合。在使用过程中,如疮面周围皮肤出现皮疹、水疱,瘙痒等症状,则即刻停药,疮面改用红玉散和白玉膏,皮疹处外扑芷柏扑粉。应注意三青散和黛军软膏这两类外用药可偶尔导致皮肤过敏的发生。皮脂腺囊肿继发感染能否在愈合后不再复发,关键在于腔内的脂物及包衣在手术过程中及换药期间是否清除干净。

第四节　乳　房　疾　病

一、乳腺炎

张某,女,35岁。

初诊:2017年6月1日。

主诉:左乳房肿块伴疼痛,反复发作4个月。

现病史:患者为产后哺乳期,近4个月来,反复出现左乳房肿块,伴疼痛,排乳不畅,全身发热等症状,在当地医院拟"乳腺炎",多次予静脉滴注抗生素(具体用药不详),症状有好转即停药,但肿块未曾完全消退,目前仍在哺乳中;左乳房肿块时大时小,疼痛始终存在,今来我科诊治。

既往史:否认有其他疾病史。

过敏史:否认有药物或者食物过敏史。

刻下:患者左乳房肿块,伴疼痛,如针刺状,夜间睡眠可,胃纳尚可,二便正常。

查体:体温平,神清,双乳对称,左乳房外上象限近乳晕处有肿块,约3cm×4cm,触之痛,局部皮肤色淡红,肤温偏高,在近乳晕处红肿明显,按之波动感明显。

舌脉:舌红,苔薄,脉细数。

中医诊断:乳痈(外吹),热毒炽盛证。

西医诊断:乳腺炎。

治法:清热解毒,排脓通络。

内治

方药:瓜蒌牛蒡汤合透脓散加减。

金银花10g 连翘10g 蒲公英15g 瓜蒌皮10g 瓜蒌子10g 当归9g 炒白芍10g 炒白术10g 茯苓10g 陈皮6g 六神曲15g 赤芍10g 生甘草3g

4剂,每日1剂,水煎分服。

外治

(1)局部麻醉后切开排脓,排出脓液。

(2)三青散药线引流,黛军软膏外敷疮面,每日1次。

医嘱

(1)暂停哺乳。

(2)饮食清淡,忌辛辣海鲜发物。

(3)每日及时排空宿乳。

二诊:2017年6月5日。

患者自诉左乳房肿块明显减小,疼痛减轻,疮口处脓液也日渐减少。

查体:左乳房外上象限肿块减小,近乳晕处见疮口,挤压后仍有脓液渗出,较前明显减少,按之稍有压痛,局部皮肤色淡红,肤温正常。

舌脉:舌红,苔薄,脉细数。

中医诊断:乳痈(外吹),热毒炽盛证。

西医诊断:乳腺炎。

治法:清热解毒,排脓通络。

内治

方药:瓜蒌牛蒡汤合透脓散加减。

金银花 10g　连翘 10g　蒲公英 15g　当归 9g　炒白芍 10g　炒白术 10g　茯苓 10g　陈皮 6g　六神曲 15g　赤芍 10g　川芎 5g　生甘草 3g

5 剂,每日 1 剂,水煎分服。

外治

(1)脓液较少,停用三青散药线,改用三青散药粉,将少许药粉撒在疮面外口,以拔除余毒。

(2)黛军软膏,外敷疮面,每日 1 次。

三诊:2017 年 6 月 10 日。

患者自诉左乳房肿块明显减小,疼痛缓解,疮口处脓液也日渐减少,患者要求回乳。

查体:左乳房外上象限肿块减小,近乳晕处见疮口,挤压后仍有脓液渗出,较前明显减少,按之无明显压痛,局部皮肤正常。

舌脉:舌红,苔薄,脉细数。

中医诊断:乳痈(外吹),热毒炽盛证。

西医诊断:乳腺炎。

治法:清热解毒,排脓通络。

内治

方药

(1)瓜蒌牛蒡汤合透脓散加减。

金银花 10g　连翘 10g　蒲公英 15g　当归 9g　炒白芍 10g　炒白术 10g　茯苓 10g　陈皮 6g　六神曲 15g　赤芍 10g　川芎 5g　生甘草 3g　焦山楂 15g

14 剂,每日 1 剂,水煎分服。

(2)焦麦芽 50g,3 剂,每日 1 剂,煎后当茶饮。

外治

（1）脓已净，停用三青散。

（2）黛军软膏，外敷疮面，每日 1 次。

按语：本案患者为哺乳期妇女，因排乳不畅、乳汁郁结而致病，虽经西医抗感染治疗，但乳腺导管的排乳不畅未能解决，宿乳壅积，化热酿脓，而成乳痈，出现肿块无法完全消退，疼痛难熬，检查时发现肿块已有脓，故予以切开排脓，并用三青散药线引流，保持脓液流出通畅，待脓液将尽、疮口稍内凹时，停用三青散药线引流，可在疮面外口放少许三青散药粉，拔除余毒，外敷黛军软膏直至疮面愈合。

同时配合中草药内服，以清热解毒排脓，促进疮面愈合。方中金银花、连翘、蒲公英、瓜蒌皮、瓜蒌子清热解毒排脓；当归、炒白芍、赤芍、川芎养血凉血活血以促进疮面血液循环，既可排脓外出，又有促进伤口愈合之功；炒白术、茯苓、陈皮、六神曲行气健脾，既防清热解毒伤胃之虞，又可促进疮面尽早愈合；甘草调和诸药。因患者要求回乳，予以焦麦芽每日 50g 煎服，连服 3 天，有回乳之功。

二、乳腺增生

赵某，女，35 岁。

初诊：2017 年 5 月 18 日。

主诉：两乳结块，胀痛反复 3 年。

现病史：患者近 3 年来两乳房作块，疼痛反复发作，以胀痛为主，经前疼痛加剧，经后疼痛稍有缓解。末次月经 2017 年 5 月 7 日，行经 6 日，经色黯红，经量中等，无痛经腰酸，无小腹胀痛，经期规则。伴烦躁易怒，脾气急躁，善叹气，自觉两胁时有一股气在窜动。

既往史：否认有其他疾病史。

过敏史：否认有药物或食物过敏史。

刻下：患者两乳房胀痛作块，反复发作，二便正常，睡眠可，胃纳欠佳。

查体：形体偏瘦，两乳对称，在乳房外上象限、内上象限扪及扁平或条索状肿块，大小不等，按之有压痛，质偏硬，双乳头无溢液。

辅助检查：B 超提示：两乳房小叶增生。左乳内上象限有一 0.5cm × 0.7cm 的实质性占位，部分导管扩张，最宽处 2.6mm。

舌脉:舌尖红,苔黄,脉弦数。

中医诊断:乳癖、乳核,肝郁痰凝证。

西医诊断:乳腺增生;乳房结节。

治法:疏肝理气,化痰散结。

内治

方药:逍遥蒌贝散加减。

柴胡 6g　当归 10g　白芍 10g　香附 10g　延胡索 6g　川楝子 10g　橘核 10g　玄参 10g　夏枯草 15g　浙贝母 10g　茯苓 15g　甘草 5g　川芎 6g

14 剂,每日 1 剂,水煎分服。

二诊:2017 年 6 月 1 日。

药后疼痛症状改善,但乳中结块未能明显消退。

查体:两乳对称,在乳房外上象限、内上象限扪及扁平或条索状肿块,大小不等,按之压痛减轻,质较前软,双乳头无溢液。

舌脉:舌红,苔薄黄,脉弦数。

中医诊断:乳癖、乳核,肝郁痰凝证。

西医诊断:乳腺增生;乳房结节。

治法:疏肝理气,化痰散结。

内治

方药:逍遥蒌贝散加减。

柴胡 6g　当归 10g　白芍 10g　香附 10g　橘核 10g　玄参 10g　夏枯草 15g　浙贝母 10g　茯苓 15g　甘草 5g　川芎 6g　炒芥子 10g

14 剂,每日 1 剂,水煎分服。

三诊:2017 年 6 月 15 日。

药后疼痛缓解,末次月经 2017 年 6 月 5 日,经行 7 日,经前乳房胀痛明显减轻,自觉乳房肿块缩小。

查体:两乳对称,在乳房外上象限、内上象限扪及扁平或条索状肿块。结块较前缩小,按之压痛减轻,质地较前软,双乳头无溢液。

舌脉:舌红,苔薄黄,脉弦数。

中医诊断:乳癖、乳核,肝郁痰凝证。

西医诊断:乳腺增生;乳房结节。

治法:疏肝理气,化痰散结。

内治

方药:逍遥蒌贝散加减。

柴胡 6g 炒白芍 15g 当归 6g 川芎 6g 青皮 6g 枳壳 6g 炒芥子 10g 莪术 15g 巴戟天 10g 鹿角片 9g^(先煎) 茯苓 10g 炙甘草 3g

14 剂,每日 1 剂,水煎分服。

继服 1 个月后,复查乳腺 B 超示乳房结节已消失,乳腺轻度增生;患者双乳疼痛也缓解。

按语:乳腺增生是女性最常见的乳房良性疾病,既非肿瘤,也不属于炎症,是乳腺组织增生及退行性变,与内分泌功能紊乱密切相关。本病好发于中年妇女,青少年和绝经后妇女也有发生,发病率 50%~70%。大多因肝气横逆犯胃,脾失健运,痰浊内生,气滞血瘀夹痰结聚为核,循经留聚乳中,故致乳中结块。本案患者平素脾气急躁,烦躁易怒,肝火旺盛,木盛侮土,脾失健运,水湿内停,痰浊内生,气滞血瘀夹痰,结聚为核。肝经循行于乳房,肝郁痰凝,故见乳房结块、胀痛不止。肝肾同源,可在治疗乳腺增生时适当地加用温补肝肾的药物,以温通冲任经脉,促进肿块消散。

第五节 瘿

甲状腺结节

姚某,女,65 岁。

初诊:2018 年 6 月 14 日。

主诉:颈部不适、神疲乏力多年,加剧 1 个月。

现病史:患者有甲状腺功能亢进症病史,长期服药治疗,定期检查甲状腺功能示各项指标尚可,查颈部 B 超提示:甲状腺结节。近 1 个月来出现神疲乏力,胃纳尚可,大便正常,但食后时有腹胀气,日渐加剧,曾做肠镜检查提示:肠息肉,未曾治疗。

既往史:有肠息肉,未曾治疗;有蛋白尿史,肾功能正常,未曾服药治疗,定期复查观察;否认有其他疾病史。

过敏史:否认有药物或者食物过敏史。

刻下:患者颈部不适,伴神疲乏力,时有腹胀气,胃纳尚可,夜寐安好,大小便正常。

查体:精神状态欠佳,面色无华,双侧甲状腺扪及肿块,质中,边界清楚,活动可,无压痛,甲状腺无漫肿。

舌脉:舌红,苔薄,脉浮细。

中医诊断:肉瘿,气郁痰凝证。

西医诊断:甲状腺结节。

治法:疏肝理气,健脾化痰证。

内治

方药:二陈汤合四君子汤加味。

制半夏 6g　陈皮 6g　夏枯草 15g　橘核 10g　茯苓 10g　党参 10g 炒白芍 10g　炒白术 10g　炙甘草 3g　制黄精 10g　丹参 15g　川芎 5g 六神曲 15g　仙鹤草 15g　玉米须 15g

7 剂,每日 1 剂,水煎分服。

二诊:2018 年 6 月 21 日。

药后神疲乏力好转明显,食后腹胀仍有,症状较前有减轻。

查体:精神状态较前好转,面有神采。

舌脉:舌红,苔薄,脉浮细。

中医诊断:肉瘿,气郁痰凝证。

西医诊断:甲状腺结节。

治法:疏肝理气,健脾化痰。

方药:二陈汤合四君子汤加味。

制半夏 6g　茯苓 10g　炒白芍 10g　炙甘草 3g　制黄精 10g　丹参 15g 川芎 5g　六神曲 15g　仙鹤草 15g　玉米须 15g　山药 15g　炙黄芪 10g

7 剂,每日 1 剂,水煎分服。

按语:肉瘿指瘿肿块较局限而柔韧者,见于《三因极一病证方论》,以颈前结喉侧或双侧结块柔韧而圆,如肉之团,按之能随吞咽动作上下移动,发展缓慢为其特征,多由于忧思郁怒,湿痰凝结而成。

本案患者原有甲状腺功能亢进症病史,说明其素有肝气郁结,肝为刚脏,主宰谋虑,性喜条达,因情志抑郁,肝失条达,遂使肝旺气滞内结,肝旺侮土;又因患者长期服用西药损伤脾胃,致脾胃虚弱,水湿失于运化,痰湿内生。患者又有蛋白尿史,系肾阳亏虚所致;颈前乃属任脉所主,亦属督脉之分支,任、督二脉皆系于肝肾,因气郁湿痰内生,随经络而行,留注于结喉,气血为之壅滞,聚而成形,而成肉瘿。脾胃虚弱,故食后时有腹胀气,因患有肠道息肉,更影响水谷精微的吸收,气血亏虚,无以补养人体每日所需,故见其神疲乏力,精神疲软。故治以疏肝理气、健脾化痰,方取二陈汤合四君子汤加味。方中制半夏、陈皮、夏枯草健脾祛湿,化痰散结;茯苓、党参、炒白术、六神曲、玉米须、炙甘草补益脾胃,健脾利湿;炒白芍、橘核养肝柔肝,行气散结;制黄精、仙鹤草补益肝肾;丹参、川芎活血化瘀。全方配伍,以二陈汤之化痰散结功效治其标,肝脾肾同治治其本,又用活血化瘀药疏通瘀积之气血,使本病气血同治,标本兼顾。

第六节　周围血管病

一、下肢静脉曲张性溃疡

王某,女,80岁。

初诊:2016年1月23日。

主诉:双下肢青筋迂曲20余年,右小腿溃破不敛3个月。

现病史:患者原有"双下肢静脉曲张史"20余年,小腿皮肤逐渐出现瘀黑伴瘙痒,已有10余年。3个月前因皮肤瘙痒搔抓后出现右小腿皮肤溃破,初起未引起重视,后疮面迅速扩大伴疼痛明显,先后至多家医院诊治,予静脉滴注抗生素、疮面换药等治疗后无明显好转。

既往史:否认有其他疾病史。

过敏史:否认有药物或者食物过敏史。

刻下:患者无发热,右小腿皮肤溃破不敛伴疼痛较剧,久站后疼痛加剧,肿胀明显,神疲乏力,晨起口苦,上半夜疼痛剧,影响睡眠,下半夜好转,大便偏干。

查体:右小腿中下段内侧见一大小约6cm×5cm不规则疮面,疮内肉色黯淡不鲜,黄白色腐肉附着,脓水稀薄较多,疮周皮肤黯红,瘀滞僵肿,肤温高,疮面触痛明显;双小腿浅静脉显露迂曲,可扪及索条状结节,中段以下皮肤瘀黑,轻度肿胀。

舌脉:舌质黯红,有瘀斑,苔黄腻,脉濡。

中医诊断:臁疮,正气亏虚,湿热瘀阻证。

西医诊断:下肢静脉曲张性溃疡。

治法:清热利湿,和营通络,健脾补气。

内治

方药:下肢溃疡方加减。

黄柏 6g 苍术 6g 茯苓 10g 茯苓皮 15g 忍冬藤 15g 蒲公英 15g 丹参 15g 桂枝 6g 枳壳 6g 六神曲 15g 生黄芪 10g 太子参 10g 炒白芍 10g 炒白术 10g

14 剂,每日 1 剂,水煎分服。

外治:将桃花散少许撒在疮面上,再外敷复方长皮膏,纱布包扎后,小腿从足踝部至膝下用弹力绷带包扎,每日 1 次。

二诊:2016 年 2 月 7 日。

患者自诉右小腿皮肤溃口已缩小,疼痛明显好转,已不影响夜间睡眠,晨起口苦缓解,胃纳好转,大便通畅。

查体:右小腿中下段内侧见一大小约 3cm×2cm 不规则疮面,疮内肉色鲜红,腐肉已脱,脓水稀少,疮周皮肤黯红,瘀滞僵肿好转,肤温正常,疮面触痛不明显。

舌脉:舌质黯红,边有瘀斑,苔薄黄腻,脉濡。

中医诊断:臁疮,正气亏虚,湿热瘀阻证。

西医诊断:下肢静脉曲张性溃疡。

治法:清热利湿,和营通络,健脾补气。

内治

方药:下肢溃疡方加减。

黄柏 6g 苍术 6g 茯苓 10g 茯苓皮 15g 忍冬藤 15g 草河车 10g 丹参 15g 川芎 5g 桂枝 6g 六神曲 15g 生黄芪 10g 太子参 10g 炒白芍 10g 炒白术 10g

14 剂,每日 1 剂,水煎分服。

外治:复方长皮膏外敷,每日 1 次。

三诊:2016 年 2 月 21 日。

患者自诉右小腿皮肤溃口已愈,无明显疼痛,下肢局部皮肤瘀黑仍有。

查体:右小腿中下段疮面已结痂干燥,局部无红肿压痛。疮周皮肤黯红,瘀滞僵肿缓解,肤温正常。双小腿浅静脉显露迂曲,未扪及索条状结节,中段以下皮肤瘀黑,肿胀轻度。

舌脉:舌质黯红,苔薄腻,脉濡。

中医诊断:臁疮,正气亏虚,湿热瘀阻证。

西医诊断:下肢静脉曲张性溃疡。

治法:清热利湿,和营通络,健脾补气。

内治

方药:下肢溃疡方加减。

生黄芪 10g 太子参 10g 茯苓 10g 炒白术 10g 陈皮 6g 茯苓皮 15g 忍冬藤 15g 连翘 10g 紫花地丁 15g 当归 6g 桂枝 6g 赤芍 10g 炒白芍 10g

14 剂,每日 1 剂,水煎分服。

外治:用干净纱布覆盖疮面,以保护愈合疮面。

按语:下肢静脉曲张性溃疡是外科临床常见病、多发病,属中医学"溃疡""臁疮""顽疮"范畴。臁疮患者多见年老体弱者,多伴发下肢静脉曲张多年,因其反复发作,长期不愈,愈后又极易复发,少数有癌变可能,给患者造成了很大的心理及经济压力,严重影响患者的生活质量。下肢静脉曲张性溃疡疮面的修复已成为疮面修复中的重大问题之一。

下肢静脉曲张性溃疡的发生、发展、变化既与皮肤、肌肉、骨骼直接联系,又与气血津液、脏腑经络密不可分。由于患者经久站立行走,久劳伤脾,脾气亏虚,下肢脉管肌肉虚弱不能运血,血郁于下,筋脉松弛横解,气血运行失畅,肌肤失养而发溃烂。因此,"虚""瘀""湿"是下肢静脉曲张性溃疡难以愈合的关键环节,"虚""瘀"为本,"湿"为标。治疗当以"补""通""清"为要,以扶正补虚,活血化瘀,清热利湿为大法。徐小云自拟"下肢溃疡方"(生黄芪、茯苓、生白芍、炒白术、赤芍、川芎、桂枝、丹参、茯苓皮、忍冬藤、黄柏、苍术),由"四君子汤""补阳还五汤""二妙散"加减而得,健脾益气、活血化瘀、清热利湿共用,"虚""瘀""湿"三方面兼顾,以治疗慢性下肢溃疡。

久治不愈的慢性患者需对瘀证加以重视。臁疮者,青筋暴露,皮肤紫黯,血行不畅,留于脉络发为瘀血;病久耗伤气血,气为血之帅,气虚则血行无力,发为虚瘀。故在活血化瘀的大法之外,更要辨别其虚实,在以丹参、川芎、赤芍、桂枝等活血化瘀同时,加用补气、清热、利湿之品。清代高秉钧《疡科心得集》指出:"疡科之症……在下部者,俱属湿火湿热,湿性下趋故也"。臁部处于下肢远端,发于下部,属湿邪积聚,郁久化热,而致皮肤红肿溃烂,故在疾病发展阶段需要加用燥湿、利湿之品,多用黄柏、苍术、茯苓皮、忍冬藤、茯苓等清利下焦之湿热。

因下肢静脉曲张性溃疡在发病期间"虚""瘀""湿"三因常夹杂出现,此长彼消,故临床运用"下肢溃疡方",又当随证加减,侧重不同。急性期红肿热痛明显,加五味消毒饮;瘀证明显,患者夜间疼痛加剧,除加大桂枝用量,还可加大血藤、络石藤、鸡血藤、丝瓜络、桃仁等通经活络,甚者可用莪术、三棱、水蛭等虫类药活血破瘀;气血亏虚明显则加重黄芪用量(30g),加党参、当归等补益气血。

外治方面,皮肤溃烂处外敷复方长皮膏祛腐生肌;皮肤溃烂腐肉多,加用桃花散祛腐拔毒。凡下肢青筋暴露、皮肤紫黯者,用弹力绷带包扎,以改善血循,提高疗效,防止复发。

但临床病情多变,治疗不能偏于一隅,而盲求一方一法,只有综合治疗、全面兼顾,方能让患者获得最好的治疗效果。

二、下肢浅静脉炎

方某,女,63岁。

初诊:2017年5月15日。

主诉:右小腿肿痛半月。

现病史:患者半个月前无明显诱因下出现右小腿不适,初起右小腿皮肤瘙痒伴结块作痛,痛渐加甚伴肿胀,局部红斑,左小腿内侧结块,无明显作痛,久站久立后症状明显加重。无发热畏寒,无皮肤溃疡。

既往史:否认有其他疾病史。

过敏史:否认有药物或者食物过敏史。

刻下:右小腿皮肤瘙痒伴结块作痛,肿胀,左小腿内侧结块,无明显作痛,久站久立后症状明显加重。胃纳可,夜寐欠佳,二便正常。

查体:两下肢静脉曲张,伴右小腿红斑,结块压之痛,左小腿内侧结块,无压痛。

舌脉:舌黯,舌下静脉迂曲,苔薄白,脉细。

中医诊断:青蛇毒,气滞血瘀夹湿证。

西医诊断:下肢浅静脉炎。

治法:活血化瘀,养血利湿。

内治

方药:自拟方。

黄柏 6g　茯苓 10g　陈皮 6g　忍冬藤 15g　金银花 10g　连翘 10g 当归 9g　紫花地丁 15g　半枝莲 15g　炒米仁 15g　炒白芍 10g　赤芍 10g 元胡 6g　莪术 10g　川芎 5g　炒六曲 15g　炒白术 10g

14 剂,每日 1 剂,水煎分服。

外治:炉甘石洗剂 100ml+ 复方人工牛黄散 6g,摇匀后外涂患处,每日 3 次。

二诊:2017 年 5 月 29 日。

患者右小腿结块作痛缓解,局部痒不甚,左小腿内侧结块变小变软,纳可,二便自调。

查体:两下肢静脉曲张。右小腿稍肿胀,有红斑,结块压痛;左小腿有结块,无压痛。

舌脉:舌红,苔薄白,脉细。

中医诊断:青蛇毒,气滞血瘀夹湿证。

西医诊断:下肢浅静脉炎。

治法:活血化瘀,养血利湿。

内治

方药:自拟方。

黄柏 6g　茯苓 10g　陈皮 6g　忍冬藤 15g　金银花 10g　连翘 10g 当归 9g　紫花地丁 15g　半枝莲 15g　炒米仁 15g　炒白芍 10g　赤芍 10g 元胡 6g　莪术 10g　川芎 5g　炒六曲 15g　炒白术 10g

14 剂,每日 1 剂,水煎分服。

按语:下肢浅静脉炎女性发病率高于男性。初期因静脉曲张,浅静脉隆起扩张,蜿蜒曲折,回流受阻,出现静脉发红、肿胀、发硬结节、痉挛性疼痛等症状,并可出现全身不适、皮肤升温;后期可出现皮肤褐色红斑,皮肤紫黯、红肿、溃烂、肌肉萎缩、坏死,形成臁疮。

本案患者尚属初期,辨证属气滞血瘀夹湿,当以活血化瘀,养血利湿为治。全方以黄柏、忍冬藤、金银花、连翘、紫花地丁、半枝莲等大量清热解毒药伍以茯苓、陈皮、炒米仁、炒白术等健脾利湿,当归、白芍、赤芍、莪术、川芎等养血行血活血,元胡理气止痛。

结合外治法,炉甘石洗剂加复方人工牛黄散清热利湿,共收清热解毒、行气活血止痛之功。

上述两则医案系下肢静脉曲张所引发疾病,主要表现为下肢浅静脉系统处于怒张、蜿蜒、曲张状态,好像爬行的"蚯蚓"。早期少有症状,少数患者在走路时下肢酸胀不适,有时晚间足踝有轻度水肿。下肢静脉曲张长期静脉瘀血会引起皮肤营养性变化,出现色素沉着,皮肤脱屑、瘙痒,搔抓或外伤破损后形成经久不愈的溃疡(俗称"老烂脚"等),有时也继发湿疹或出血。这一系列的变化统称下肢静脉曲张综合征。

下肢静脉曲张综合征的病因是由于先天性静脉壁薄弱,浅静脉、深静脉、深浅静脉交通支瓣膜功能不全,以及肥胖、妊娠、腹腔肿瘤、负重久站立等引起下肢静脉瓣膜功能不全、下肢浅静脉内压力持久升高所致。如果下肢静脉瓣膜受损,出现松弛、伸长、下垂或关闭不全等现象,血液出现倒流,导致静脉压力升高,血液淤积扩张,并出现小腿皮肤黯滞、湿疹、溃疡等。

中医学将下肢静脉曲张综合征归入"筋瘤""臁疮""裙边疮""老烂腿"范畴。其病因是由湿热下注、瘀血凝滞脉络所致;或因久站、久立或负担重物,劳累耗伤气血,中气下陷,络脉失畅,致下肢经脉瘀滞不和,加之湿热之邪下迫,气滞血瘀而成,搔抓局部皮肤、碰伤、虫咬、烧伤、湿疹可诱发本病。

关于本病的预防,应避免久站久立、负重行走等,对于因职业原因必须久站久立者,可以用弹力绷带或弹力袜保护。另外,需注意饮食清淡,适当运动、按摩,以促进血液循环,避免静脉曲张。肥胖者应积极减肥,便秘者应注意保持大便通畅,减轻腹压。对于下肢静脉已经出现曲张的患者,注意加强浅静脉的保护,防止外伤、搔抓,避免感染引起慢性溃疡。

发病后,根据病情,可选用三妙丸、血府逐瘀汤、补中益气汤、黄芪桂枝五物汤等组方配合金银花、连翘、半枝莲、茯苓、薏苡仁等清热解毒利湿之品内服。外治上,轻度湿疹或滋水不多时,可用炉甘石洗剂加复方人工牛黄散摇匀后外搽清热解毒,收敛止痒;后期出现慢性溃疡时,可在皮肤溃烂处外用复方长皮膏祛腐生肌,如皮肤溃烂腐肉多者,加用桃花散祛腐拔毒。

需要强调的是,本病如果中医治疗疗效不佳时,要建议患者寻求西医会诊。同时,慢性溃疡经久不愈时,要慎防癌变,切勿大意。

第二章 皮肤病

第一节 病毒感染性皮肤病

一、水痘

张某,男,14 岁。

初诊:2016 年 7 月 14 日。

主诉:全身出现皮疹、水疱 5 日。

现病史:患者近 5 日来在无明显诱因下出现全身皮疹、水疱,伴皮疹瘙痒,怕冷。曾在外院西药治疗,效果不明显,皮疹瘙痒加剧,伴夜间低热。否认有水痘患者接触史。无高热、头痛,无恶心、呕吐。

既往史:否认有其他疾病史。

过敏史:否认有药物或者食物过敏史。

刻下:全身皮疹、水疱,皮疹瘙痒,睡眠尚可,夜间低热,大便较前偏硬,日行 1 次,小便正常。

查体:体温平,神清,胸、腹、背部见丘疹、水疱、结痂,皮疹呈向心性分布,局部皮色红。

舌脉:舌红,苔薄,脉数。

中医诊断:水痘,风热证。

西医诊断:水痘。

治法:辛凉透表,疏风清热。

内治

方药:银翘散加减。

金银花 10g　连翘 10g　板蓝根 15g　羌活 6g　紫苏叶 6g　桑叶 10g 桔梗 6g　茯苓 10g　炒白术 10g　炒白芍 10g　陈皮 6g　白鲜皮 10g　炙

甘草 3g

7 剂,每日 1 剂,水煎分服。

外治:芷柏扑粉 15g,加爽身粉调匀(1∶1 比例),外扑,每日 2 次。

按语:水痘是由水痘 - 带状疱疹病毒引起的原发感染,是以全身出现疱疹为特征的急性传染性皮肤病,具有高度的传染性,易造成小区域的流行,愈后可获终身免疫。其潜伏期为 12~21 日,平均 14 日。本病发病较急,前驱期有低热或中度发热、头痛、肌痛、关节痛、全身不适、食欲不振、咳嗽等症状;起病后数小时,或在 1~2 日内,即出现皮疹。多见于儿童,整个病程短则 1 周,长则数周。

《婴童百问》:"有发热一二日而水疱即消失,名曰水痘。"《疡医大全·看水痘法》:"水花儿即是水痘,其色白而淡,且无红是水花儿,莫作正痘看。"本病多因外感风热毒邪,内蕴湿热火毒,郁于肌肤所致;或由相互传染而发病。

本案患者为学生,有群居条件,而且根据发病时间正好是放假后 2 周,符合潜伏期,故考虑本案患者发病是由于相互传染所致。根据其临床表现,有发热,大便变硬,皮疹瘙痒、色红,舌红苔薄,脉数等,辨证为风热证。治疗以辛凉透表,疏风清热,方用银翘散加减。方中用金银花、连翘、板蓝根、白鲜皮以清热解毒止痒;以羌活、紫苏叶、桑叶、桔梗疏风辛凉透表;茯苓、炒白术、炒白芍、陈皮健脾利湿解毒;炙甘草调和诸药。

外用芷柏扑粉以清热燥湿止痒,防止水疱破后继发感染。

因本病有一定的传染性,故要求患者在家隔离至脱痂为止。若有皮肤感染,则不宜沐浴。饮食要清淡,忌食辛辣海鲜等刺激食物,注意休息。

二、带状疱疹

(一) 带状疱疹

案 1: 陆某,男,81 岁。

初诊:2017 年 3 月 18 日。

主诉:左下肢出现丘疹、水疱 1 周,局部皮肤针刺样不适。

现病史:近 1 周来在无明显诱因下,患者左腰部、后大腿出现丘疹、水疱,初起 2~3 个,逐渐发至小腿,水疱增多呈簇状,周围皮肤发红,局部皮肤针刺样不适。伴形寒,无明显发热。

既往史:否认有其他疾病史。

过敏史:否认有药物或食物过敏史。

刻下:患者左腰部、后大腿出现丘疹、水疱,向小腿延伸,局部皮肤针刺样不适,伴形寒,纳减,二便尚调,夜寐欠安。

查体:左腰部、大腿、小腿见丘疹、水疱,簇状分布,四周红晕。

舌脉:舌淡红,苔薄白,脉浮。

中医诊断:蛇串疮,风毒夹瘀证。

西医诊断:带状疱疹。

治法:祛风散寒,活血化瘀止痛。

内治

方药:自拟方。

羌活 6g 槲寄生 15g 忍冬藤 30g 络石藤 15g 板蓝根 15g 茯苓 10g 延胡索 6g 川楝子 10g 陈皮 6g 甘草 3g 太子参 10g 炒白术 10g 薏苡仁 15g 当归 6g 炒白芍 10g

7 剂,每日 1 剂,水煎分服。

外治

(1)炉甘石洗剂 100ml+ 复方人工牛黄散 6g,摇匀后外涂,每日 3 次。

(2)芩柏扑粉 15g,加爽身粉混匀(1∶1 比例),外扑,每日 2 次。

二诊:2017 年 3 月 25 日。

患者自诉服药 5 日后左下肢疱疹已干燥结痂,偶有瘙痒,疼痛不甚,精神好转,胃纳较前有增加。

查体:左大腿外侧见结痂的疱疹,局部无皮肤破损及渗液,轻触无刺痛感。

舌脉:舌质红,苔薄,脉浮数。

中医诊断:蛇串疮,风毒夹瘀证。

西医诊断:带状疱疹。

治法:祛风散寒,活血化瘀止痛。

内治

方药:自拟方。

太子参 10g 茯苓 10g 炒白芍 10g 炒白术 10g 续断 10g 狗脊 10g 络石藤 15g 枳壳 6g 槲寄生 15g 鸡血藤 15g 当归 9g 首乌藤 15g

14剂,每日1剂,水煎分服。

按语:带状疱疹,中医学称为"缠腰火丹""蛇串疮",为在皮肤上出现成簇水疱,痛如火燎的急性疱疹性皮肤病,多见于春秋季,患者以成人居多。皮疹好发于腰肋部、胸背部,其次为额面部,也可发生于四肢或其他部位。发疹前常有轻度发热、疲倦不适、食欲不振等全身症状。局部皮肤往往先有灼热感或疼痛感。开始时局部出现不规则的红斑,继而在红斑上出现成簇、成群的丘疱疹,绿豆至黄豆大小,迅速变为水疱。皮疹呈单侧分布,一般不超过正中线,附近淋巴结常可触及肿大。

本案患者丘疹、水疱已发1周,以左腰部、后大腿及左小腿为甚,伴有形寒不适,为风毒外袭所致,予羌活祛风解表散寒;槲寄生、忍冬藤、络石藤、川楝子、延胡索等行气止痛;板蓝根清热解毒;当归、白芍、薏苡仁、陈皮活血化湿;甘草、太子参、炒白术、茯苓健脾利水。诸药合用,共奏祛风散寒、活血化瘀止痛之功效。

予炉甘石洗剂加复方人工牛黄散、芷柏扑粉外用,以清热解毒。

案2:薛某,男,86岁。

初诊:2017年3月6日。

主诉:右腿丘疹、水疱3日。

现病史:患者平素体弱,近3日来无明显诱因下出现右腿不适,伴丘疹、水疱,触之痛。无明显发热畏寒。

既往史:否认有其他疾病史。

过敏史:否认有药物或食物过敏史。

刻下:右臀至小腿丘疹、水疱呈带状分布,簇集,疼痛不适,纳减,便溏,夜眠尚可。

查体:右臀至小腿成串水疱簇集,丘疹四周红晕,皮肤触痛。

舌脉:舌质红,苔薄,脉浮。

中医诊断:蛇串疮,风毒证。

西医诊断:带状疱疹。

治法:祛风解毒。

内治

方药:自拟方。

羌活 6g　桑叶 10g　板蓝根 15g　忍冬藤 30g　连翘 10g　元胡 6g
川楝子 10g　炒白芍 10g　炒白术 10g　茯苓 10g　陈皮 6g　炒米仁 15g
炙甘草 3g

7 剂,每日 1 剂,水煎分服。

外治

(1) 炉甘石洗剂 100ml+ 复方人工牛黄散 6g,摇匀后外涂,每日 3 次。

(2) 芷柏扑粉 15g,外扑,每日 2 次。

二诊:2017 年 3 月 13 日

患者自诉服药 6 日后疱疹基本干燥结痂,偶有瘙痒,精神好转,胃纳较前有增加。

查体:右臀部至小腿外侧见结痂的疱疹,局部皮肤无破损及渗液,轻触无刺痛感。

舌脉:舌质红,苔薄,脉浮数。

中医诊断:蛇串疮,风毒证。

西医诊断:带状疱疹。

治法:祛风解毒。

内治

方药:自拟方。

太子参 10g　茯苓 10g　炒白芍 10g　炒白术 10g　续断 10g　狗脊 10g
络石藤 15g　枳壳 6g　槲寄生 15g　鸡血藤 15g　当归 9g　首乌藤 15g

14 剂,每日 1 剂,水煎分服。

按语:带状疱疹是由水痘 - 带状疱疹病毒感染导致的急性感染性皮肤病,机体免疫力低下、睡眠不足、过度劳累等是发病的主要诱因,皮损可在短时间内愈合,但可后遗严重的神经炎(局部疼痛)等。

带状疱疹,中医学称为"缠腰火丹""蛇串疮",多由肝胆火旺及脾湿郁久,外感毒邪而发。根据起因病毒感染,常用板蓝根、薏苡仁抗病毒,元胡、川楝子理气止痛。

本案患者起病 3 日,病起以皮损表现为主,药用羌活、桑叶、忍冬藤、连翘、茯苓、陈皮、炙甘草等清热利湿,祛风解毒。

外用炉甘石洗剂加复方人工牛黄散、芷柏扑粉具有清热解毒,收敛的作用。

案3：顾某，男，53岁。

初诊：2016年4月28日。

主诉：右腿部疼痛伴疱疹1周。

现病史：患者近1周来出现右腿部疼痛伴疱疹，偶有瘙痒，日渐加剧。2日前局部皮肤出现簇状水疱，伴神疲乏力、胃纳差、不思饮食。发病以来，无发热、头痛，无恶心、呕吐，右下肢无烧伤等外伤。疼痛呈阵发性抽痛，遇暖后好转，不影响睡眠。否认家族遗传病史。

既往史：素体较弱，有慢性胃炎史多年。否认高血压、糖尿病等慢性病史。无重大脏器手术外伤史。

过敏史：否认有药物或者食物过敏史。

刻下：患者右腿部疼痛伴疱疹，胃纳差，二便正常，睡眠可。

查体：右大腿外侧见疱疹，呈带状、簇集状向下分布，色红，疱壁松弛，疱液清澈，局部无肿块，轻触有刺痛感，无深压痛，右下肢各关节活动正常。

舌脉：舌质红，苔薄，脉浮数。

中医诊断：蛇串疮，脾虚湿蕴、风毒袭表证。

西医诊断：带状疱疹。

治法：健脾利湿，祛风解表。

内治

方药：自拟方。

炒白术10g　茯苓10g　陈皮6g　炒薏苡仁15g　炒白芍10g　板蓝根15g　忍冬藤15g　荆芥6g　羌活6g　延胡索6g　川楝子10g　丹参15g　槲寄生15g　白鲜皮10g

7剂，每日1剂，水煎分服。

外治

（1）炉甘石洗剂100ml+复方人工牛黄散6g，摇匀，外涂疱疹处，每日3次。

（2）芷柏扑粉15g，外扑水疱破损伴渗液处，每日2次。

二诊：2016年5月5日。

患者自诉用药1周后右腿部疱疹已干燥结痂，皮肤疼痛明显好转，偶有瘙痒，精神好转，胃纳较前有增加。

查体：右大腿外侧见结痂的疱疹，局部无皮肤破损及渗液，轻触无刺痛感。

舌脉:舌质红,苔薄,脉浮数。

中医诊断:蛇串疮,脾虚湿蕴、风毒袭表证。

西医诊断:带状疱疹。

治法:健脾利湿,祛风解表。

内治

方药:自拟方。

炒白术10g 茯苓10g 陈皮6g 炒薏苡仁15g 炒白芍10g 板蓝根15g 忍冬藤15g 桑叶15g 羌活6g 延胡索6g 川楝子10g 丹参15g 白鲜皮10g

14剂,每日1剂,水煎分服。

按语:带状疱疹是水痘-带状疱疹病毒引起的急性疱疹性皮肤病。其特征为簇集性水疱沿身体一侧周围神经,呈带状分布,伴有显著的神经痛及局部淋巴结肿大,愈后极少复发。

带状疱疹,中医学称之为"缠腰火丹""蛇串疮"。陈言《三因极一病证方论·九痛叙论》云:"若十二经络外感六淫,则其气闭塞,郁于中焦,气与邪争,发为疼痛,属外所因。"张元素对《五运主病》解说时云:"五运主病,木、火、土、金、水,顺则皆静,逆则变乱,四时失常,阴阳偏胜,病之源也。"认为本病的发生,来自于大自然失常的气候。患者体虚之人,外感风毒之邪,蕴于肌表;素日脾虚,水湿运化失常,湿性下趋,与风毒之邪交集,故发于下肢皮肤而见疱疹;脾虚则气血运行不足,毒邪留滞经络,故见疼痛。神疲乏力,胃纳差,均为脾虚之症。

《脏腑标本寒热虚实用药式》指出"土实泻之""土虚补之""本湿除之""标湿渗之",故在治疗上用疱疹1号方加减:云茯苓、炒白术、陈皮、炒白芍,补气健脾;川楝子、延胡索、丹参行气止痛;忍冬藤、板蓝根、白鲜皮、羌活、荆芥、桑叶清热解风毒;脾虚日久必伤及肾,故用槲寄生以补肾通经络。另,羌活、荆芥、桑叶祛一身之风邪,因患者疾病本质是脾虚,湿必胜,风药其性多燥而能除湿,故在健脾基础上常配风药。

带状疱疹是冬春季较易流行的一种病毒感染性皮肤病,由水痘-带状疱疹病毒感染后,潜伏在体内而发,因为常沿神经支配的皮肤区出现带状排列的成簇疱疹,伴神经痛,故称"带状疱疹"。

老年人和患有慢性消耗性疾病的人容易感染带状疱疹,而且一旦染上,病情更为严重。因为多侵犯胸腰部位,故民间俗称"串腰龙",中医学称为"缠腰火丹""蛇串疮"。事实上,带状疱疹还会侵犯头、面、耳及上下肢等部位。患病后,一般可获得对该疾病的终身免疫,但极少数患者可出现第2次甚则第3次。

发病之初,主要表现为全身疲倦乏力,食欲不振,轻度发热,很快发病部位感觉灼热,将会发病的部位变得极为敏感,疼痛呈针刺样或放电样。一般1~3日后,发病部位的皮肤即出现绿豆粒大小、张力很大的丘疹、水疱,沿神经分布,簇集状排列,呈条带样分布,轻者每簇可间隔有正常皮肤,病情严重者皮损可融合成大片,数日后水疱由澄清透明变为混浊脓疱,部分可破溃形成糜烂。可伴有皮疹附近的淋巴结肿胀疼痛。老年患者皮疹多表现大疱、血疱,甚至出现坏死。轻者2周皮损痊愈,不留瘢痕;重者病程可延长到1个月以上。

老年患者常出现剧烈疼痛,影响睡眠。如果治疗不及时,在皮损消退后,仍遗留疼痛,数月不能完全消退。如果带状疱疹侵犯头面部,要警惕其侵犯头面部神经导致的头痛、面瘫;如果侵犯眼睛角膜,甚至可导致失明。

中医学认为带状疱疹是由于情志内伤,肝气郁结,久而化火,肝经火毒蕴积,夹风邪上窜(发于头面部);或夹湿邪下注(发于阴部及下肢);火毒炽盛者多发于躯干(胸腰部)。年老体弱者,常因血虚肝郁、湿热毒蕴,致气血凝滞,经络阻塞不通,以致疼痛剧烈,病程迁延。

本病初起以湿热火毒为主,治以疏风清热解毒;后期是正虚血瘀夹湿为患,以扶正化瘀利湿为法。

(二)带状疱疹后遗症

案1:沈某,男,78岁。

初诊:2016年2月20日。

主诉:右胸背部疼痛1个月,加剧10日。

现病史:患者素来体弱消瘦,于1个月前因"右胸背部带状疱疹"在当地医院治疗(具体治疗不详),后疱疹愈合,疼痛亦有好转。约10日前起,在无明显诱因下右侧胸背部又出现疼痛,阵发性抽痛,日渐加剧,伴局部皮肤紧绷感,夜间疼痛更甚,影响睡眠。

既往史:否认有其他疾病史。。

过敏史:否认有药物或食物过敏史。

刻下:患者右胸背部阵发性抽痛,影响睡眠,胃纳差,不思饮食,二便如常。

查体:右侧胸背部见少许红斑,未见水疱,无皮肤破损及渗液,局部无肿块,无深压痛及反跳痛。

舌脉:舌红,苔薄,脉细数。

中医诊断:蛇串疮,脾虚湿蕴、风毒残留证。

西医诊断:带状疱疹后遗神经痛。

治法:健脾祛湿,疏风活血通络。

内治

方药:自拟方。

太子参 10g 茯苓 10g 炒白芍 10g 炒白术 10g 川楝子 10g 延胡索 6g 羌活 6g 独活 6g 续断 10g 狗脊 10g 络石藤 15g 枳壳 6g 槲寄生 15g 络石藤 15g 鸡血藤 15g 当归 9g 首乌藤 15g

14 剂,每日 1 剂,水煎分服。

二诊:2016 年 3 月 5 日。

药后痛减,夜眠稍安,胃纳渐增。

查体:右侧胸背部见少许红斑,无深压痛及反跳痛。

舌脉:舌红,苔薄,脉细数。

中医诊断:蛇串疮,脾虚湿蕴、风毒残留证。

西医诊断:带状疱疹后遗神经痛。

治法:健脾祛湿,疏风活血通络。

内治

方药:自拟方。

太子参 10g 茯苓 10g 炒白芍 10g 炒白术 10g 川楝子 10g 延胡索 6g 续断 10g 狗脊 10g 络石藤 15g 枳壳 6g 槲寄生 15g 络石藤 15g 鸡血藤 15g 当归 9g 首乌藤 15g

14 剂,每日 1 剂,水煎分服。

按语:带状疱疹是水痘 - 带状疱疹病毒引起的急性疱疹性皮肤病,其特征为簇集性水疱沿身体一侧周围神经呈带状分布,伴有显著的神经痛及局部淋巴结肿大。愈后极少复发。患者一般可获得对该病毒的终身免疫。

带状疱疹,中医学称为"缠腰火丹""蛇串疮"。部分患者神经痛发生在发疹前4~5日,常易误诊为心绞痛、肋间神经痛等。陈言《三因极一病证方论·九痛绪论》云:"若十二经络外感六淫,则其气闭塞,郁于中焦,气与邪争。发为疼痛,属外所因。"

本案患者年事较高,平素体弱,虽经治疗好转,但患者神经疼痛未减轻,甚则加重,影响睡眠。加之年已古稀,脾胃虚弱,病久致中气更虚,气虚无以运行血液,阻滞经络,故见疼痛。血为阴,故夜间疼痛加剧。脾胃消化腐熟功能减退,故见胃纳差,不思饮食。辨证为"脾虚湿蕴、风毒残留证"。方中太子参、茯苓、炒白术、炒白芍补气健脾;当归、川楝子、延胡索、枳壳、络石藤、鸡血藤、忍冬藤活血通络,行气止痛。另加续断、狗脊、槲寄生、首乌藤以补肾通经络。羌活、独活祛一身之风邪。

本案患者病情本质是脾虚湿胜,风药其性多燥而能除湿,故在健脾基础上配以风药。正如《先醒斋医学广笔记·泄泻》言:"当专以风药,如羌活、防风、升麻、柴胡、白芷之属,必二三剂,缘风能胜湿故也。"

案2: 颜某,男,82岁。

初诊:2016年2月4日。

主诉:左少腹部及下肢皮肤疼痛3周。

现病史:患者近3周出现左少腹部、臀部及下肢皮肤疼痛,呈阵发刺痛,发无定时,持续时间短,反复发作,但不影响睡眠。发病以来,无发热、头痛,无扭伤等外伤史,局部皮肤有丘疹、水疱已愈合,无腹痛、腹泻。

既往史:否认有其他疾病史。

过敏史:否认有药物或者食物过敏史。

刻下:患者自诉左少腹部、臀部及下肢皮肤疼痛,胃纳如常,二便正常,睡眠可。

查体:左侧少腹部、臀部及下肢局部皮肤无红肿僵硬,无色素沉着,无丘疹、水疱,皮肤弹性正常,纹理毛孔无粗大,局部无肿块,轻触有刺痛感,无深压痛。

舌脉:舌质红,苔薄,边有少许瘀点,脉细涩。

中医诊断:蛇串疮,气滞血瘀证。

西医诊断:带状疱疹后遗神经痛。

治法:理气活血,祛风通络。

内治

方药:四物汤合金铃子散加减。

当归 9g　炒白芍 10g　川芎 5g　延胡索 6g　川楝子 10g　络石藤 15g 鸡血藤 15g　槲寄生 15g　金狗脊 10g　续断 10g　羌活 6g　独活 6g　黄芪 10g　炒白术 6g　六神曲 15g

7 剂,每日 1 剂,水煎分服。

二诊:2016 年 2 月 18 日。

患者自诉服药 1 周后皮肤疼痛缓解,停药 1 周后疼痛又作,但较前有减轻。

查体:左少腹部、臀部及下肢皮肤未见异常,局部无肿块,轻触有刺痛感,无深压痛。

舌脉:舌质红,苔薄,边有少许瘀点,脉细。

中医诊断:蛇串疮,气滞血瘀证。

西医诊断:带状疱疹后遗神经痛。

治法:理气活血,祛风通络。

内治

方药:四物汤合金铃子散加减。

当归 9g　炒白芍 10g　川芎 5g　莪术 10g　延胡索 6g　川楝子 10g 络石藤 15g　鸡血藤 15g　槲寄生 15g　狗脊 10g　续断 10g　羌活 6g　独活 6g　黄芪 10g　炒白术 6g　六神曲 15g

7 剂,每日 1 剂,水煎分服。

三诊:2016 年 2 月 25 日。

患者自诉服用 1 周药后皮肤疼痛好转。

查体:左少腹部、臀部及下肢皮肤未见异常,局部无肿块,轻触无刺痛感,无深压痛。

舌脉:舌质红,苔薄,脉细。

中医诊断:蛇串疮,气滞血瘀证。

西医诊断:带状疱疹后遗神经痛。

治法:理气活血,祛风通络。

内治

方药：四物汤合金铃子散加减。

当归 9g　炒白芍 10g　川芎 5g　莪术 10g　延胡索 6g　川楝子 10g
络石藤 15g　鸡血藤 15g　槲寄生 15g　狗脊 10g　续断 10g　山药 15g
独活 6g　黄芪 10g

7 剂，每日 1 剂，水煎分服。

按语：带状疱疹后遗神经痛，是由营卫不和，风寒湿邪乘虚凝结皮肤，阻滞经络所致。《素问·缪刺论》云："夫邪之客于形也，必先舍于皮毛，留而不去，入舍于孙络，留而不去，入舍于络脉，留而不去，入舍于经脉，内连五脏，散于肠胃。"

本案患者因风寒之邪入侵皮肤肌表，留滞经络，加之年事已高，体质虚弱，脾气亏虚，脾为后天之本，脾主肌肉、四肢，脾虚运化失司，无以生化气血，气虚则无以运行血液，血液凝滞经络，血虚则经脉失于滋润，久则气滞血瘀，局部肌肤失于濡养，故见一侧体表皮肤刺痛。风邪善行而数变，故疼痛呈阵发性，发无定时，持续时间短。辨证为气滞血瘀，取方四物汤合金铃子散加减，方中当归、炒白芍、川芎、莪术养血活血，黄芪、炒白术、六神曲、山药补气健脾，延胡索、川楝子行气止痛，络石藤、鸡血藤、槲寄生、狗脊、续断活血通络，补肾强筋骨。肾为"先天之本"，脾胃为"后天之本"，所以肾与脾胃是相互资助、相互依存的。肾的精气有赖于水谷精微的培育和充养，才能不断充盈和成熟，而脾胃转化水谷精微必须借助于肾阳的温煦。故有"非精血无以立形体之基，非水谷无以成形体之壮"之说法，故在健脾的同时也要补肾强筋骨。羌活、独活祛风疏解郁于体表之邪，调和营卫。

李杲在《脾胃论》中常用"风药升阳"，即多用升麻、柴胡、葛根、羌活、独活、防风等药物，其解释为借肺气宣降之力，助脾升清之功。全方合用，既健脾补肾、补益气血，又行气活血化瘀、祛风调和营卫，从而使患者的左少腹部、臀部及下肢皮肤痛症缓解。

三、扁平疣

李某，女，59 岁。

初诊：2017 年 4 月 6 日。

主诉:颜面部斑疹 10 年。

现病史:患者近 10 年来颜面部出现斑疹,反复发作而不消退,并有少许增加,但未曾诊治。近来斑疹增多明显,局部皮肤无瘙痒、疼痛,伴夜间睡眠差,神疲乏力。

既往史:患者有高血压史 5 年,长期服用缬沙坦分散片,血压尚稳定。否认有糖尿病史,否认其他疾病史,无重大脏器手术外伤史。

过敏史:否认有药物或者食物过敏史。

刻下:患者颜面部斑疹,伴夜间睡眠差,神疲乏力,二便正常。

查体:颜面部见斑疹,散在分布,呈扁平状,稍高出皮肤表面,大小不一,呈淡褐色。

舌脉:舌红,苔薄黄,脉细数。

中医诊断:扁瘊,风毒夹瘀证。

西医诊断:扁平疣。

治法:疏风清热,活血解毒。

内治

方药:自拟方。

板蓝根 15g　炒薏苡仁 15g　马齿苋 30g　红花 5g　丹参 10g　炒白芍 10g　炒白术 10g　川芎 5g　茯苓 10g　赤芍 10g　炙甘草 3g

14 剂,每日 1 剂,水煎分服。

二诊:2017 年 4 月 27 日。

患者自诉面部斑疹未见增多,较稳定,睡眠及精神均好转。

查体:颜面部斑疹,散在分布,呈扁平状,较前稍平于皮肤表面,淡褐色。

舌脉:舌红,苔薄,脉细数。

中医诊断:扁瘊,风毒夹瘀证。

西医诊断:扁平疣。

治法:疏风清热,活血解毒。

内治

方药:自拟方。

板蓝根 15g　炒薏苡仁 15g　大青叶 15g　红花 5g　当归 6g　炒白芍 10g　炒白术 10g　茯苓 10g　六神曲 15g　炙甘草 3g

14 剂,每日 1 剂,水煎分服。

三诊:2017 年 5 月 11 日。

患者自诉面部斑疹减少,但未退尽。

查体:颜面部斑疹,散在分布,较前减少,呈扁平状,平于皮肤表面,色较前明显变淡。

舌脉:舌红,苔薄,脉细数。

中医诊断:扁瘊,风毒夹瘀证。

西医诊断:扁平疣。

治法:疏风清热,活血解毒。

内治

方药:自拟方。

板蓝根 15g　炒薏苡仁 15g　马齿苋 15g　木贼草 10g　焦栀子 10g　红花 5g　当归 6g　炒白芍 10g　炒白术 10g　茯苓 10g　陈皮 6g　六神曲 15g　炙甘草 3g

14 剂,每日 1 剂,水煎分服。

按语:扁平疣是一种常见的病毒性皮肤病,由人乳头状瘤病毒(human papilloma virus,HPV)感染引起的。其特征为好发于面部和手背,大小为针尖到黄豆大,呈褐色或正常肤色的扁平丘疹,多散在分布,无明显的自觉症状,病程慢性,可通过直接或间接的接触传染。扁平疣与中医文献记载的"扁瘊"相类似,一般多因风邪热毒外袭或肝火妄动,气血不和,阻于肌肤所致。

本案患者初起感染风毒之邪,阻于肌肤而发为皮疹。因患者病程日久,又未曾诊治,久病必有瘀,致风毒夹瘀,故见皮疹呈淡褐色,病久耗伤正气,脾气虚弱,脾虚无以生气血,故见患者神疲乏力,影响睡眠;患者近 5 年又有高血压,肝火易妄动,故出现皮疹增多。治疗以疏风清热,活血解毒。方中板蓝根、大青叶、马齿苋、木贼草、焦栀子疏风清热解毒,清肝火,现代药理研究发现板蓝根、大青叶、马齿苋、木贼草 4 味中药都有抗病毒的作用;炒薏苡仁、炒白术、茯苓、陈皮、六神曲益气健脾以扶正;红花、当归、炒白芍、丹参、川芎活血化瘀,尤以红花活血破瘀力强;炙甘草调和诸药;全方配伍,标本兼治。

现代临床观察发现,各种疣均可用薏苡仁 50g 煮粥,加适量白糖食之,每日 1~2 次,长期食用可助疣体消退,疗效确切。

四、传染性软疣

胡某,男,4 岁。

初诊:2016 年 9 月 24 日。

主诉(代):右肩背部皮疹 3 个月。

现病史:患儿近 3 个月来右肩背部在无明显诱因下出现米粒样皮疹,日渐加剧,渐增至绿豆大小,偶有瘙痒。

既往史:出生史无异常,否认有水痘、肝炎等传染病史,否认其他疾病史。

过敏史:否认有药物或者食物过敏史。

刻下:患儿右肩背部皮疹,偶有瘙痒,饮食正常,二便正常,睡眠好。

查体:右肩背部见 10 余个米粒至绿豆大小丘疹,散在分布,呈灰色,高出皮肤,中央有脐凹,略呈蜡样光泽,局部无红肿及水疱。

舌脉:舌红,苔薄,脉数。

中医诊断:鼠乳,湿热证。

西医诊断:传染性软疣。

治法:祛风清热利湿。

内治

方药:自拟方。

板蓝根 10g　大青叶 5g　白鲜皮 3g　炒薏苡仁 10g　茯苓 6g　金银花 3g

14 剂,每日 1 剂,水煎分服。

外治:钳除法:以小血管钳夹住疣体底部,挤压后,去除疣体里面的白色乳酪样物质,再外涂炉甘石洗剂 100ml+ 复方人工牛黄散 6g,每日 3 次,以防感染。

二诊:2016 年 10 月 8 日。

家属代诉,患儿右肩背部皮疹仍有,但较前减少,部分皮疹色变黯,皮肤似干枯状,无瘙痒。

查体:右肩背部见 5~6 个米粒至绿豆大小丘疹,散在分布,高出皮肤,中央有脐凹,大部分色黯,皮肤似干枯状,局部无红肿及水疱。

舌脉:舌红,苔薄腻,脉数。

中医诊断:鼠乳,湿热证。

西医诊断:传染性软疣。

治法:祛风清热利湿。

内治

方药:自拟方。

板蓝根 10g 大青叶 5g 桑叶 6g 炒薏苡仁 10g 茯苓 6g 马齿苋 10g 炒白芍 5g

14 剂,每日 1 剂,水煎分服。

外治:钳除法:以小血管钳夹住疣体底部,挤压后,去除疣体里面的白色乳酪样物质,再外涂炉甘石洗剂 100ml+ 复方人工牛黄散 6g,每日 3 次,以防感染。

按语:传染性软疣是一种传染性的病毒性皮肤病。其特点为半球状隆起丘疹,中央有脐凹和蜡样光泽,可挑出白色乳酪样物质,与中医文献记载的"鼠乳"相类似。《诸病源候论·鼠乳候》说:"鼠乳者,身面忽生肉,如鼠乳之状。"本病多因热夹湿毒蕴积肌肤所致,或接触传染而得。以胸背四肢多见。

本案患儿无明显接触传染源史,考虑因小儿为纯阳之体,加之饮食肥腻,易生湿热,热夹湿毒蕴积肌肤所致。治疗以清热利湿,祛风止痒为主。方中板蓝根、大青叶、炒薏苡仁、金银花、马齿苋清热利湿解毒,现代药理研究表明其都具有抗病毒的作用;茯苓、炒白芍健脾利湿,以固小儿后天之本;白鲜皮、桑叶祛风止痒。整个治疗过程,清热利湿,祛风止痒,兼顾脾胃,祛邪不伤正。

复方人工牛黄散具有清热解毒作用,能消退初发传染性软疣。

五、风疹

盛某,女,3 岁。

初诊:2016 年 7 月 30 日。

主诉(代):全身皮疹 1 日。

现病史:患儿于昨日上午突然出现发热,继之全身出现皮疹,初起于面颈部,迅速扩展至躯干四肢,皮疹密集,但瘙痒不明显。否认有风疹接触史。

既往史:出生史无异常,平素体健,否认有其他疾病史。

过敏史:否认有药物或者食物过敏史。

刻下:发热,全身皮疹,耳后淋巴结肿大,胃纳欠佳,二便通畅,夜寐尚可。

查体:T 37.8℃,全身见细小丘疹,色红,密集分布,以颈部及躯干四肢为主,面部、四肢远端皮疹稀疏,耳后扪及 2~3 个肿大淋巴结,毛豆大小,质软,轻压痛,活动可,颜色正常。

舌脉:舌红,苔薄,脉浮数。

中医诊断:风痧,外感风热证。

西医诊断:风疹。

治法:疏风清热透邪。

内治

方药:桑菊饮加减。

桑叶 6g　金银花 3g　芦根 10g　茯苓 6g　山药 10g

7 剂,每日 1 剂,水煎分服。

外治:芷柏扑粉 15g,加爽身粉调匀(1:1 比例),外扑,每日 2 次。

按语:风疹是由风疹病毒引起的一种常见的急性传染病,以低热、全身皮疹为特征,常伴有耳后、枕部淋巴结肿大。由于全身症状轻,病程短,往往认为本病无关紧要,但是近年来在风疹暴发流行中,重症病例屡有报道。如果妊娠早期妇女感染风疹,将会严重损害胎儿,引起先天性风疹综合征。中医学称本病为“风疹”“风痧”等,认为其因感受风热时邪,发于肤表所致。

本案患儿虽没有明显的风疹接触史,但平素常去公共场所,加之年幼,为易感人群。根据患儿的临床表现——发热,全身皮疹,皮疹从面颈部先发迅速扩展至躯干、四肢,皮疹细小、密集、色红,舌红苔薄,脉浮数,诊断为风痧,辨为外感风热证,治宜疏风清热透邪,方用桑菊饮加减。方中桑叶、金银花、芦根疏风清热,解表透疹;茯苓、山药健脾。因患儿年幼,五脏稚嫩,在用清热解毒药时要防止伤及脾胃,加之患儿胃纳欠佳,故加用茯苓、山药健脾既防清热药伤脾,又能养护脾胃,一举两得。

外用之芷柏扑粉具有清热燥湿止痒之功。

第二节　真菌感染性皮肤病

一、手癣、足癣

案1：张某,女,30岁。

初诊:2017年8月5日。

主诉:双手足痒反复发作1年。

现病史:患者近1年来双手足出现皮肤瘙痒,初起从足部开始出现丘疹、小水疱,伴瘙痒、脱屑、皮肤增厚,逐渐发展至右手,也出现皮疹,伴瘙痒、脱屑。

既往史:否认有其他疾病史。

过敏史:否认有药物或者食物过敏史。

刻下:患者双手足部瘙痒,伴丘疹、小水疱,脱屑,皮肤增厚,胃纳可,夜寐安好,大小便正常。

查体:右手食指两侧红斑,脱屑,双足部见红斑、丘疹,伴脱屑,表面毛糙增厚。

舌脉:舌红,苔厚腻,脉浮数。

中医诊断:鹅掌风、脚湿气,湿热蕴结证。

西医诊断:手癣;足癣。

治法:清热燥湿。

内治

方药:三妙汤加味。

黄柏6g　苍术6g　荆芥6g　白鲜皮10g　地肤子10g　茯苓10g　陈皮6g　炒白芍10g　炒白术10g　炒薏苡仁15g

7剂,每日1剂,水煎分服。

外治

(1)炉甘石洗剂100ml+复方人工牛黄散6g,摇匀后外涂红斑处,每日3次。

(2)硫黄霜+樟脑霜(1∶1比例调匀),外涂脱屑处,每日2次。

按语:手足癣均为皮肤浅层真菌病,中医古籍中称手癣为"鹅掌风",足癣为"脚湿气""臭田螺""田螺疮"等,都因外感湿热之邪,蕴积于皮肤而成;或因相互接触,传染引起。手癣也可由足癣传染所致。

本案患者除有手足癣外,还伴有皮肤湿疹,治疗需从清利下焦湿热开始。故用清利下焦湿热之名方三妙汤(黄柏、苍术、炒薏苡仁)清热利湿;白鲜皮、地肤子清热燥湿;中焦脾虚,易致湿热滋生,故在清利下焦湿热的同时,不忘健脾利湿以治本,故用茯苓、陈皮、炒白芍、炒白术健脾利湿;荆芥为引经药,引湿热之邪从皮肤透出以排毒。

外用炉甘石洗剂加复方人工牛黄散清热解毒,消肿止痒;硫黄霜加樟脑霜(1:1比例调匀)可以杀虫止痒,滋润肌肤。

案2: 王某,女,42岁。

初诊:2015年2月15日。

主诉:双足底部及足趾间水疱伴瘙痒2周。

现病史:原有足癣史2年,反复发作。2周前,无明显诱因下,患者双足底及足趾间又发水疱,局部皮肤干燥、粗糙、脱屑,伴瘙痒明显。

既往史:否认有其他疾病史。

过敏史:否认有药物或者食物过敏史。

刻下:患者双足底部及足趾间密集小水疱,伴见皮屑,局部皮肤增厚、干燥,无红肿、疼痛,瘙痒明显。

查体:双足底部及足趾间密集小水疱,疱液浑浊,伴皮屑、皮肤增厚、干燥等混杂出现,局部皮肤无红肿、疼痛。

舌脉:舌红,苔黄腻,脉数。

中医诊断:脚湿气,湿热蕴结证。

西医诊断:足癣。

治法:清热利湿,养血止痒。

外治

方药:除湿浸泡方。

黄柏15g 苍术15g 苦参15g 土槿皮15g 白矾15g 猪牙皂10g 土茯苓30g 生百部20g 制川乌10g 黄精10g 当归15g

2剂。

用法:1剂中药加冷水1 000ml,浸泡1小时,武火煮沸后改文火煮20

分钟,过滤药渣,将煮好的药水倒入塑料脚盆中,再加500ml白醋,每日浸泡30分钟,可连续用1周,水温保持25~30℃。

二诊:2015年2月29日。

患者皮损瘙痒已止,水疱减少。

查体:双足底部及足趾间水疱减少,脱屑及皮肤增厚仍较明显。

舌脉:舌红,苔黄腻,脉数。

中医诊断:脚湿气,湿热蕴结证。

西医诊断:足癣。

治法:清热利湿,养血止痒。

外治

方药:除湿浸泡方。

黄柏30g 苍术30g 苦参15g 土槿皮15g 猪牙皂10g 土茯苓30g 生百部20g 制川乌10g 黄精10g 当归30g 丹参15g

2剂。

用法:1剂中药加冷水1 000ml,浸泡1小时,武火煮沸后改文火煮20分钟,过滤药渣,将煮好的药水倒入塑料脚盆中,再加500ml白醋,每日浸泡30分钟,可连续用1周,水温保持25~30℃。

2周后诸症缓解。

按语:足癣是皮肤科最常见的皮肤真菌病,属于中医学"脚湿气"的范畴。西医学认为足癣主要是由红色毛癣菌、须癣、毛癣菌等感染引起,临床上常是2种或多种菌的混合感染。中医学认为足丫糜烂流汁而有特殊气味者为"脚湿气""臭田螺""田螺疱""脚丫糜烂"等。《医宗金鉴·外科心法要诀》中的"田螺疱"和"臭田螺"就是脚湿气的2个类型。论述"田螺疱"云:"此症多生足掌而手掌罕见。由脾经湿热下注,外寒闭塞,或因热体涉水,湿冷空气蒸郁而成。初生形如豆粒,黄疱闷胀,硬痛不能着地,连生数疱,皮厚难以自破,传度三五为片湿烂,甚则足跗俱肿,寒热往来"。该病由生活起居不慎,湿热下注,又受湿热之邪外侵,郁于肌肤而发。论述"臭田螺"曰:"此症由胃经湿热下注而生。脚丫破烂,其患甚小,其痒搓之不能解,必搓至皮烂,津腥臭水,觉疼时,其痒方止,次日仍痒,经年不愈,极其缠绵。"

本案患者足部湿热蕴结严重,故在治疗时先清热燥湿,湿去后重用当归、加丹参以养血润肤止痒,1个月后诸症缓解。但本病发病率高,易反复,不易根治,故在治疗的同时嘱咐患者饮食清淡,平时多温水泡脚,勤换鞋子。

"除湿浸泡方"主治湿热蕴结证,症见下肢出现皮疹、瘙痒、渗液,皮肤干燥脱屑,舌红,苔黄或淡黄腻,脉数等者。方中包含的二妙散(黄柏、苍术)是清利下焦湿热的经典方;土茯苓解毒除湿热;苦参清热燥湿,祛风止痒;土槿皮清热杀虫止痒,《本草纲目拾遗》谓其"杀虫,为治癣良药";白矾解毒杀虫,燥湿止痒;生百部润肺止嗽,灭虱杀虫,《名医别录》记载其"亦主去虱";苍术燥湿健脾、祛风湿,《本草正义》说:"脾家郁湿,或为膜胀……或下流而足重跗肿……但有舌浊不渴见证,茅术一味,最为必须之品";猪牙皂祛痰开窍,现代药理研究表明其含三萜皂苷、鞣质,有抗真菌的作用,在试管内对堇色毛癣菌等皮肤真菌有抑制作用;黄柏在体外对多种皮肤致病性真菌有较强抑制作用;苦参水煎液能抑制毛癣菌、黄癣菌、小芽孢癣菌和红色表皮癣菌等多种皮肤真菌的生长;黄精润肺补脾,外用能抑菌,对伤寒杆菌、金黄色葡萄球菌、石膏样毛发癣菌、柯氏型表皮癣菌等均有抑制作用;当归补血活血,《本草纲目》中如此描述:"治头痛、心腹诸痛,润肠胃、筋骨、皮肤,治痈疽,排脓止痛,和血补血"。黄精、当归两药配合,达到润肤止痒之功。本方特点在于加用了大辛大热的川乌,可祛风湿,散寒止痛,虽制过,其辛热作用已减轻,但在全方中确起到反佐的作用,既能防止他药太过寒凉,又能利用其热性,使药物更易于渗透皮肤,便于药物吸收;加白醋既能促进药物更好地吸收,又能防止中药煎剂的变质。本方是外治方,如果出现局部皮肤红肿热痛伴发热者,应停用本方。

《理瀹骈文》说:"外治之理,即内治之理,外治之药,即内治之药,所异者,法耳",指出了外治法与内治法机制相同,但给药途径不同。中药浸泡疗法属外治法范畴,将药物直接作用于皮肤或黏膜,使之吸收,从而发挥治疗作用。诸药合用,由外达内,标本兼治。

二、甲癣

王某,男,77岁。

初诊:2017年7月1日。

主诉:双手足指、趾甲粗糙灰厚数年。

现病史:患者近数年来双手足指、趾甲粗糙、灰厚,范围日渐增多增大,延及指、趾甲周围皮肤,变干燥,脱皮屑,期间经不规则治疗,症状反复不痊愈,无明显全身不适,偶有头晕乏力。

既往史:有高血压病史 10 年,长期服用珍菊降压片,病情稳定。否认有其他疾病史。

过敏史:否认有药物或者食物过敏史。

刻下:患者双手足指、趾甲粗糙、灰厚,指、趾甲两侧皮肤干裂,胃纳可,大便每日 1 次,质中,小便正常,夜寐安好。

查体:体温平,双手足指、趾甲粗糙、灰厚,范围大小不一,指、趾甲周围皮肤干燥,脱皮屑。

舌脉:舌红,苔薄,脉细数。

中医诊断:灰指(趾)甲,湿毒证。

西医诊断:甲癣。

治法:燥湿杀虫,软化甲床。

外治

(1) 方药:甲癣浸泡方(自拟方)。

猪牙皂 15g　威灵仙 15g　苦参 10g　白鲜皮 10g　制黄精 10g　蛇床子 15g　当归 30g

7 剂。

用法:每剂中药加水 500ml,浸泡 1 小时,大火煮沸后改小火再煮 20 分钟,过滤去药渣(亦可不去药渣),在煎好的药水中加白醋 500ml,备用;以后每日加温后将手足放入药水中各浸泡 20 分钟,1 剂中药可连续使用 1 周。

(2) 苯甲酸软膏 1 盒,外涂皮肤干燥处,每日 2 次。

按语:灰指(趾)甲是一种发生在甲部的真菌病,即西医学的甲癣,《外科证治全书》称其为"鹅爪风",曰:"鹅爪风,即油灰指甲,用白凤仙花捣涂指甲上,日日易之,待凤仙过时,灰甲即好。"中医学认为本病是由于手足癣日久蔓延至甲板,湿毒内蕴,爪甲失去荣养所致,故用猪牙皂、威灵仙、苦参、白鲜皮、制黄精、当归、蛇床子等中药水浸泡,既清利湿毒,又可营养甲床,促进新指(趾)甲生长。现代药理研究表明,猪牙皂、苦参、蛇床子等都有杀真菌的作用。外用的苯甲酸软膏也有抗真菌、软化角质的作用。适量服用 B 族维生素有营养甲床作用,有助甲床生长,缩短治疗过程。

三、股癣

案1:唐某,男,60 岁。

初诊:2016 年 10 月 8 日。

主诉:双侧腹股沟皮疹伴瘙痒半个月。

现病史:患者近半个月来出现双侧腹股沟皮疹伴瘙痒,逐渐增多,遇热瘙痒加剧。否认既往有类似发作史,平素喜欢喝酒,自觉饮酒后症状加重。无明显全身不适。

既往史:否认有其他疾病史。

过敏史:否认有药物或者食物过敏史。

刻下:患者无发热,双侧腹股沟皮疹伴瘙痒,饮食正常,二便通畅,睡眠正常。

查体:双侧腹股沟丘疹,呈对称、环形分布,色红,少许水疱,四周少许鳞屑,伴见抓痕、结痂。

舌脉:舌红,苔薄,脉数。

中医诊断:阴癣,湿热蕴结证。

西医诊断:股癣。

治法:清热利湿,杀虫止痒。

内治

方药:二妙散加味。

黄柏 6g　苍术 6g　茯苓 10g　白鲜皮 10g　地肤子 10g　土茯苓 15g　陈皮 6g　丹参 10g　炒白芍 10g　赤芍 10g　甘草 3g

14 剂,每日 1 剂,水煎分服。

外治

(1)硫黄霜 + 樟脑霜(1∶1 比例调匀),外涂患处,每日 2 次。

(2)鹅黄散 30g,待患处涂好药膏后外抹。

按语:阴癣是生于体表的一种浅部真菌病,即是西医学的股癣。其特征为圆形或椭圆形斑片,中心有自愈倾向,但四周有活动性边缘。中医学因皮损多呈圆形而称圆癣,发于体表属体癣,发于股、臀、会阴部、肛门周围属股癣。《诸病源候论·圆癣候》中说:"圆癣之状,作圆之隐起、四畔赤,亦痒痛是也。"《外科证治全书·癣》中说:"初起如钱,渐渐增长,或圆或歪,有匡郭,痒痛不一"。多因风毒湿热之邪蕴积皮肤而成。

患者平素喜欢喝酒,为湿热内积。又夏季刚过,暑热未完全消散,内外因结合,致湿热之邪蕴积皮肤而发。治疗予以清热利湿,凉血止痒。拟二妙散加味。方中黄柏、苍术、茯苓、白鲜皮、地肤子、土茯苓、陈皮清利下焦湿热,丹参、炒白芍、赤芍凉血止痒,甘草调和诸药。

患处外用硫黄霜加樟脑霜(1:1比例调匀),再用鹅黄散继药膏涂好后外抹,每日2次。内服中药清热利湿排毒,外用药膏具有杀虫止痒、润肤的作用。内外兼用,标本同治,以防复发。

案2: 王某,男,55岁。

初诊:2018年2月12日。

主诉:两大腿内侧瘙痒5年。

现病史:近5年来,患者两大腿内侧瘙痒反复发作,夏天出现红斑,冬天皮肤干厚,抓后结痂,曾在外院就诊,予外涂药膏(具体不详),症状能缓解,但停药后即反复。

既往史:否认有其他疾病史。

过敏史:否认有药物或者食物过敏史。

刻下:两大腿内侧褐斑,瘙痒较甚,局部皮肤干厚,纳可,二便正常,夜眠尚安。

查体:体温平。两大腿内侧褐斑,皮损类圆形,边界清楚,中间消退,四周少许鳞屑,伴抓痕结痂。

舌脉:舌红,苔薄,脉浮。

中医诊断:阴癣,湿热证。

西医诊断:股癣。

治法:清热利湿。

内治

方药:二妙散加减。

黄柏6g 苍术6g 茯苓10g 陈皮6g 白鲜皮10g 地肤子10g 当

归 9g 炒白芍 10g 炒白术 10g 炒六曲 15g 山药 15g 炙甘草 3g 苦参 6g

14 剂,每日 1 剂,水煎分服。

外治

(1)樟脑霜 + 硫黄霜(1∶1 比例调匀),外涂瘙痒处,每日 2 次。

(2)硼酸软膏,外涂皮肤干厚处,每日 2 次。

二诊:2018 年 2 月 26 日。

瘙痒减,但瘙痒时易抓破表皮。

查体:两大腿内侧褐斑伴有红色,四周少许鳞屑,局部皮肤增厚,见搔抓后皮损。

舌脉:舌红,苔薄,脉浮。

中医诊断:阴癣,湿热证。

西医诊断:股癣。

治法:清热利湿。

内治

方药:二妙散加减。

黄柏 6g 苍术 6g 炒荆芥 6g 荷叶 10g 桑叶 10g 川芎 5g 川朴 6g 苦参 10g 白鲜皮 10g 地肤子 10g 茯苓 10g 陈皮 6g 丹参 15g 炒白芍 10g 炒白术 10g 夜交藤 15g 丹皮 10g 炒六曲 15g

14 剂,每日 1 剂,水煎分服。

外治:樟脑霜 + 硫黄霜(1∶1 比例调匀),外涂瘙痒处,每日 2 次。

三诊:2018 年 3 月 12 日。

药后瘙痒减,皮肤斑块尚有,皮色改善,大便基本成形。

查体:两大腿内侧褐斑变红,四周少许鳞屑,局部皮肤增厚。

舌脉:舌红,苔薄,脉浮。

中医诊断:阴癣,湿热证。

西医诊断:股癣。

治法:清热利湿。

内治

方药:二妙散加减。

炒荆芥 6g 荷叶 10g 紫苏叶 6g 川芎 5g 川朴 6g 苦参 10g 白

鲜皮 10g　地肤子 10g　茯苓 10g　陈皮 6g　丹参 15g　炒白芍 10g　炒白术 10g　赤芍 10g　炒六曲 15g　黄柏 6g

14 剂,每日 1 剂,水煎分服。

外治

(1)樟脑霜+硫黄霜(1∶1 比例调匀),外涂瘙痒处,每日 2 次。痒退每日涂 1 次,涂至痒止和斑块退尽。

(2)硼酸软膏,外涂干燥处,每日 2 次。

按语:股癣属于真菌性皮肤病,局部皮肤潮湿、温暖是真菌感染的易发因素,真菌感染顽固,病程迁延难愈。

本案患者病程长达 5 年,病情反复,中医诊断为"阴癣",辨证属于湿热证,病久必虚,相应的治法为清热利湿、健脾养血,方用二妙散加减,方中以黄柏、苍术、荷叶、桑叶清热利湿、疏散风热,荆芥、紫苏叶祛风,茯苓、陈皮、白术、川朴、山药健脾利湿,苦参、白鲜皮、地肤子燥湿止痒,白芍、赤芍、丹皮、丹参、川芎和血养血,夜交藤养血安神、疏风通络。

以硼酸软膏、樟脑霜、硫黄霜外用,止痒收敛,抗真菌。

本节所述真菌性皮肤病是指浅部真菌病,致病真菌仅侵犯皮肤的角化组织,统称癣。临床上常见的癣病有发生在头部的头癣,发生在足部的足癣,发生在手部的手癣,发生在臀部和腹股沟部位的股癣,发生在除手、足、臀部及腹股沟部位以外的躯体、四肢皮肤的体癣,发生在手指甲或足趾甲的甲癣,发生在颈项、胸背等多汗部位的花斑癣。癣病多是接触传染,如通过衣物、用具或自身手足癣传染致病,也与饲养宠物有关。同时,本病也多受环境因素的影响,如在温热季节和潮湿地区本病多发。中医学认为,除接触感染外,脾胃湿热内蕴是重要的发病因素。

癣,虽然不是大病,但由于瘙痒难忍,影响工作、学习和生活,需引起重视。平时要注意预防,适当隔离,以免传染给他人。应避免刺激性食物,加强体育锻炼,提高机体抗病能力,一旦患病积极治疗。

治疗上,中医强调内外合治。外治可以用经验方浸泡患处,起到杀虫止痒、清利湿毒的作用,硫黄霜、樟脑霜、硼酸软膏、苯甲酸软膏等制剂可止痒润肤、抗真菌。内治则强调健脾利湿、祛风活血止痒。

第三节 物理性皮肤病

一、夏季皮炎

沈某,女,29 岁。

初诊:2017 年 9 月 14 日。

主诉:颜面部皮疹伴瘙痒 1 个月。

现病史:患者近 1 个月来颜面部红疹,伴瘙痒,反复不退,运动体热后或面部皮肤发热时瘙痒加剧,伴皮肤易红,特别是日晒后面部皮肤发热更明显,以往夏季有类似发作史,但用冷水外敷后,症状即消失。

既往史:否认有其他疾病史。

过敏史:否认有药物或者食物过敏史。

刻下:颜面部红疹,伴瘙痒,胃纳可,大便每日 1 次,质中,小便正常,夜寐安好。

查体:体温平,神清,颜面部见少量丘疹,散在分布,色鲜红,肤温偏高,皮疹高出皮肤,无脓点。

舌脉:舌红,苔薄,脉细数。

中医诊断:暑热疮,风热证。

西医诊断:夏季皮炎。

治法:疏风清热,燥湿止痒。

内治

方药:消风散加减。

羌活 6g　荆芥 6g　川芎 5g　厚朴 6g　白蒺藜 10g　当归 6g　炒白芍 10g　茯苓 10g　陈皮 6g　炒白术 10g　白鲜皮 10g　地肤子 10g　苦参 10g　甘草 3g

14 剂,每日 1 剂,水煎分服。

按语:夏季皮炎多发于炎热的天气,成年人多见,好发于皮肤暴露部位,面部和四肢为重。皮损表现为红斑、小丘疹、丘疱疹、抓痕、血痂、淡褐色色素沉着,伴瘙痒较剧。本病与气温和湿度相关,秋凉后自愈,但如果夏季不注意防护还会发病。

夏季皮炎,属于中医学"暑热疮"范畴。一般认为暑为夏令主气,属阳邪,由火热之气所化。夏令暑蒸炎热,腠理易疏,暑热夹湿外侵,与内蕴湿热相感,蕴于肌肤而致。

本案患者有长期使用化妆品史,肌肤表皮变薄,抵抗力下降,易敏感。逢8月盛暑,在夏季日光强烈照射之下,暑热熏蒸,腠理不密,风邪侵袭,暑多夹湿,风邪与暑湿之邪交结于体内,蕴蒸于肌肤而发红疹、瘙痒,且遇热加剧,以往有类似病史。治疗拟疏风清热、燥湿止痒,方用消风散加减。以羌活、荆芥、白蒺藜祛风解表;茯苓、陈皮、炒白术健脾化湿,防苦寒伤胃;当归、炒白芍养血防伤阴,活血助祛湿,并可预防或减轻皮疹消退后的色素沉着;白鲜皮、地肤子、苦参清热燥湿止痒;川芎、厚朴行气活血,调畅上下气机;羌活引经;甘草清热解毒,调和诸药;全方配伍,共奏祛风清热,燥湿止痒之效。

二、寒冷性多形红斑

罗某,女,62岁。

初诊:2017年1月5日。

主诉:颜面部红斑10日。

现病史:患者近10日来颜面部出现红斑,逐渐增大,每逢冬季发作,今年右手腕部也见红斑发作,遇冷加剧,伴疼痛,晚上睡觉时或皮肤遇热时红斑处出现瘙痒,抓之瘙痒加剧。患者平时怕冷,尤以面部、四肢为甚。

既往史:有高血压史6年,长期服用缬沙坦分散片,血压稳定;否认有其他疾病史。

过敏史:否认有药物或食物过敏史。

刻下:患者颜面部及右手腕部红斑,逐渐增大、加剧,胃纳欠佳,大便2~3日1次,质干,小便正常,夜寐安好。

查体:体温平,神清,颜面部及右腕部背侧见红斑,大小不一,散在分布,触之疼痛,局部红肿,未见水疱及溃烂。

舌脉:舌红,苔薄,脉细数。

中医诊断:寒疮,风寒证。

西医诊断:寒冷性多形红斑。

治法:祛风寒,养血润肤。

内治

方药:自拟方。

羌活 6g　苏叶 6g　桑叶 10g　荷叶 10g　川芎 5g　厚朴 6g　茯苓 10g
当归 6g　炒白术 10g　炒白芍 10g　丹皮 10g　地肤子 10g　生甘草 3g

14 剂,每日 1 剂,水煎分服。

外治

(1) 樟脑霜,外涂于红斑伴瘙痒处,每日 2 次,患处用温水洗后涂药,局部保暖。

(2) 樟脑霜 + 硼酸软膏(1∶1 比例调匀),外涂于皮肤红肿伴干燥或干痒处,每日 2 次,患处用温水洗后涂药,局部保暖。

二诊:2017 年 1 月 19 日。

患者自诉病情明显好转,颜面部及右手腕部红斑减少、变小,未见新的皮疹发生。胃纳可,大便仍不通畅。

查体:颜面部及右手腕部红斑,大小不一,触之稍痛。

舌脉:舌胖,边有齿痕,苔薄,脉细数。

中医诊断:寒疮,风寒证。

西医诊断:寒冷性多形红斑。

治法:祛风寒,养血润肤。

内治

方药:自拟方。

羌活 6g　苏叶 6g　荆芥 6g　川芎 5g　厚朴 6g　茯苓 10g　当归 6g
炒白术 10g　炒白芍 10g　薄荷 5g^(后下)　生地 10g　炙黄芪 10g　六神曲
15g

14 剂,每日 1 剂,水煎分服。

按语:寒冷性多形红斑是寒冷引起的局限性病症,属中医学"寒疮"范畴。其特点是在手足和颜面部好发红斑或青紫斑,水肿。本病多见于冬季,寒冷、潮湿及寒暖气候骤变时易发作。

本案患者年事已高,且每年冬季发此病,今年发病较往年加剧,是因患者本身阳气不足,外寒侵袭,阻塞经络,以致气血瘀滞所致,故辨证为风寒证。治疗以祛风寒,养血润肤为主。方中羌活、苏叶、荆芥祛风散寒;川芎、当归、白芍、生地养血活血;厚朴、茯苓、白术、炙黄芪补气健脾利湿;地肤子燥湿止痒;生甘草调和诸药。全方配伍,祛风散寒,活血健脾,养血润肤。

外用具有温通活血的樟脑霜,以祛除颜面及手部皮肤之寒邪,使经络气血通畅,红斑得以消除。硼酸软膏润肤护肤。两者合用,能护肤活血止痒,亦可预防冷过敏。

三、多形性日光疹

谢某,女,40岁。

初诊:2017年5月4日。

主诉:面部及两上肢皮疹伴瘙痒数年。

现病史:患者近几年来每至春夏季后,颈、面部及两上肢出现皮疹,伴瘙痒,日晒后加剧,冬季好转,至今未曾诊治。现今又发,症状加剧,颈、面及两上肢瘙痒难忍。

既往史:否认有其他疾病史。

过敏史:否认有药物或者食物过敏史。

刻下:患者颈、面部及两上肢皮疹,伴瘙痒,胃纳尚可,二便正常,夜间睡眠可。

查体:颈、面部及两上肢皮肤暴露处见丘疹,两上肢以背侧为主,色偏红。

舌脉:舌红,苔薄,脉浮数。

中医诊断:日晒疮,热毒外侵证。

西医诊断:多形性日光疹(痒疹型)。

治法:疏风清热,养血润肤。

内治

方药:消风散加减。

防风6g 荆芥6g 桑叶10g 白蒺藜10g 川芎5g 厚朴6g 茯苓10g 白鲜皮10g 地肤子10g 稀莶草10g 当归9g 炒白芍10g 炒白术10g 炙甘草3g

14剂,每日1剂,水煎分服。

按语:多形性日光疹多发于成年,女性多见,好发于春夏季,秋冬季缓解或消退,但来年又可复发,病程缓慢,自觉瘙痒,部分可有家族光过敏史。皮疹常见于面颊、鼻背、颈部、胸上部V形区、前臂、手背等暴露区,呈多形性,但常以一型为主。

多形性日光疹,属中医学"日晒疮"范畴。日晒疮的病名首见于明代申斗垣《外科启玄·日晒疮》:"日晒疮,三伏炎天,勤苦之人,劳于任务,不惜身命,受酷日晒曝,先疼后破,而成疮者,非血气所生也。"本病多因禀赋不耐,腠理不密,不能耐受日光暴晒,阳毒外侵,灼伤皮肤,甚或热毒蕴于肌肤,与内湿搏结而成。

本案患者禀赋不耐,腠理不密,每逢日光强烈之季,外感日光之热毒夹风,耗伤气血,成瘀生湿,风湿热搏结于肌肤而见皮疹伴瘙痒,反复数年难愈。治疗拟疏风清热,养血润肤,予消风散加减。以荆芥、桑叶、白蒺藜、稀莶草、防风疏风清热止痒;当归、炒白芍活血化瘀、养血润肤;白鲜皮、地肤子清热燥湿,祛风止痒;茯苓、炒白术健脾渗湿,并可防清热解毒之药损伤脾胃;川芎、厚朴行气活血,调畅上下气机;炙甘草补中益气,调和诸药。全方配伍,既解肌表风热之邪,又健脾渗湿,清热止痒,解体内蕴积之毒,标本兼治。

第四节 皮炎湿疹类皮肤病

一、接触性皮炎

潘某,女,36岁。

初诊:2016年4月7日。

主诉:颜面部皮疹伴瘙痒反复2年余,加剧1周。

现病史:患者近2年多来颜面部出现皮疹,伴瘙痒,反复发作。每次发作多较前次症状加剧,皮疹增多,瘙痒加剧。追问病史有多次间断性使用糖皮质激素类软膏史,症状稍好转后又外涂各类护肤、增白的化妆品。近1周面部再次出现皮疹,瘙痒难耐,日晒后加剧,伴有局部皮肤紧绷、疼痛,遂来就诊。

既往史:否认有其他疾病史。

过敏史:否认有药物或者食物过敏史。

刻下:患者面部出现皮疹,瘙痒难耐,日晒后加剧,伴有局部皮肤紧绷、疼痛,大便干结,小便正常,睡眠可,胃纳一般。

查体:患者面部丘疹,以双颊为多,色红,皮肤温度较热,少许皮屑,皮肤稍肿胀。

舌脉:舌质红,苔薄,脉浮数。

中医诊断:油彩皮炎,风热在表证。

西医诊断:接触性皮炎。

治法:祛风解表,清热凉血。

内治

方药:消风散加减。

羌活 6g　防风 6g　荆芥 6g　桑叶 15g　浮萍 10g　厚朴 6g　茯苓 10g 炒白术 10g　陈皮 6g　苦参 10g　白鲜皮 10g　地肤子 10g　川芎 5g　当归 6g　炒白芍 10g　牡丹皮 10g　炙甘草 3g

14 剂,每日 1 剂,水煎分服。

二诊:2016 年 4 月 21 日。

患者自诉皮肤烘热减轻,皮疹仍有,伴瘙痒,肿胀减退。

查体:面部丘疹,以双颊为多,色红,皮肤温度较前热度降低。

舌脉:舌质红,苔薄,脉浮数。

中医诊断:油彩皮炎,风热在表证。

西医诊断:接触性皮炎。

治法:祛风解表,清热凉血。

方药:消风散加减。

羌活 6g　防风 6g　荆芥 6g　川芎 5g　白蒺藜 10g　浮萍 10g　厚朴 6g　茯苓 10g　炒白术 10g　陈皮 6g　白鲜皮 10g　地肤子 10g　当归 6g 炒白芍 10g　赤芍 10g　牡丹皮 10g　炙甘草 3g

14 剂,每日 1 剂,水煎分服。

三诊:2016 年 5 月 5 日。

患者自诉皮肤烘热消失,偶有新发皮疹,瘙痒不明显,肿胀减退。近两日出现口腔溃疡,伴疼痛。

查体:面部丘疹少许,色红,皮肤温度正常。

舌脉:舌质红,苔薄,脉浮数。

中医诊断:油彩皮炎,风热在表证。

西医诊断:接触性皮炎。

治法:祛风解表,清热凉血。

方药:消风散加减。

羌活 6g 荆芥 6g 桑叶 10g 浮萍 10g 薄荷 5g^(后下) 川芎 5g 厚朴 6g 白鲜皮 10g 地肤子 10g 茯苓 10g 陈皮 6g 当归 6g 炒白芍 10g 赤芍 10g 牡丹皮 10g 芦根 15g 炙甘草 6g

14剂,每日1剂,水煎分服。

按语:油彩皮炎是由于接触油彩或者化妆品而引起的一种炎症性皮肤病,多见于接触油彩、喜用化妆品者,以女性多见。本病与中医学的"粉花疮"相类似。其病因病机为油彩之毒蕴积肌肤所致,或因禀性不耐,风热侵袭而成。

本案患者平素喜用化妆品,前几次发病都自行外用糖皮质激素类软膏,致使皮肤自我修复功能减弱,又遇风热侵袭,蕴积皮肤而发病。其辨证为"风热在表",予"消风散加减"内服,疗效显著。消风散出自明代陈实功《外科正宗·疥疮》,其云:"消风散治风湿浸淫血脉,致生疥疮,疹痒不绝,及大人小儿风热瘾疹,遍身云片斑点,乍有乍无,并效。"在病机方面,其论述为:"脾主消纳,胃主传化,人之饮食未有不以厚味者,厚味之中,湿热并化,致生此疮。"本案治疗在消风散的基础上进行加减,以达疏风清热、凉血祛湿之功。方中当归、牡丹皮、炒白芍、赤芍清热凉血,散热化斑;防风、羌活、荆芥、浮萍、桑叶、白蒺藜、薄荷祛风止痒;厚朴、苦参、白鲜皮利湿止痒;茯苓、陈皮、炒白术健脾利湿;炙甘草调和诸药而养中。诸药合用,祛邪而不伤正,泻火而不伐胃,凉血而又护阴,共奏疏风除湿、清热养血之功。

皮肤病虽有外在皮疹,应重视局部辨证,但其内治之法与内科疾病相同。临床将该方运用于多种不同的皮肤病,均取得良好疗效,确为主治风湿热证的皮肤科良方。

二、湿疹

案1:钱某,女,78岁。

初诊:2017年4月13日。

主诉:双下肢皮肤瘙痒反复7年。

现病史:患者近7年来双下肢出现皮肤瘙痒,呈阵发性发作,皮肤红斑、丘疹、抓痕、结痂反复不消退,未曾诊治,初起时夏季加重,冬季好转,逐渐发展至一年四季都无好转。近来皮疹突然增多,瘙痒加剧。追问病史,患者近一段时间进食油腻食物较多,伴大便黏腻、排出不畅,小便色偏黄。

既往史:有糖尿病史8年,血糖时高时低,控制欠佳;患高血压10年,长期服用缬沙坦分散片,病情尚稳定;体检发现甘油三酯偏高,未曾服药治疗;否认有其他疾病史。

过敏史:否认有药物或者食物过敏史。

刻下:患者双下肢皮疹,以红斑、丘疹、结痂为主,胃纳好,大便黏腻、排出不畅,小便色偏黄,夜间睡眠可。

查体:体温平,神清,两下肢胫侧见丘疹,色偏黯红,伴见抓痕、结痂,部分皮肤局部微肿,无压痛及渗液。

舌脉:舌红,苔薄,脉细数。

中医诊断:湿疮,湿热蕴阻、气血不和证。

西医诊断:下肢湿疹。

治法:清热利湿,益气养血。

内治

方药:三妙汤合黄芪桂枝五物汤加减。

黄柏6g　苍术6g　炒白芍10g　炒白术10g　茯苓10g　茯苓皮15g　陈皮6g　白鲜皮10g　地肤子10g　桂枝6g　炙黄芪10g　当归6g　赤芍10g　首乌藤15g

14剂,每日1剂,水煎分服。

外治:樟脑霜+硫黄霜(1∶1比例调匀),外涂皮疹处,每日2次。

二诊:2017年4月27日。

患者自诉双下肢皮疹较稳定,伴瘙痒次数减少。

查体:双下肢胫侧见丘疹,色偏红,伴见少许抓痕、结痂,局部皮肤红肿未见好转。

舌脉:舌红,苔薄,脉细数。

中医诊断:湿疮,湿热蕴阻、气血不和证。

西医诊断:下肢湿疹。

治法:清热利湿,益气养血。

内治

方药:三妙汤合黄芪桂枝五物汤加减。

黄柏 6g　苍术 6g　炒白芍 10g　炒白术 10g　茯苓 10g　茯苓皮 15g　陈皮 6g　白鲜皮 10g　地肤子 10g　桂枝 6g　炙黄芪 10g　当归 6g

14 剂,每日 1 剂,水煎分服。

外治

(1) 樟脑霜 + 硫黄霜(1∶1 比例调匀),外涂于皮疹处,每日 1 次。

(2) 炉甘石洗剂 100ml+ 复方人工牛黄散 6g,外涂于皮肤红肿处,每日 3 次。

三诊:2017 年 5 月 11 日。

患者自诉两下肢皮疹减少,稍痒。

查体:两下肢胫侧见丘疹,色偏褐,伴见少许抓痕、结痂,局部皮肤红肿已消退。

舌脉:舌红,苔薄,脉浮数。

中医诊断:湿疮,湿热蕴阻、气血不和证。

西医诊断:下肢湿疹。

治法:清热利湿,益气养血。

内治

方药:自拟方。

荆芥 6g　桑叶 10g　川芎 5g　厚朴 6g　茯苓 10g　白鲜皮 10g　地肤子 10g　豨莶草 10g　苍术 6g　香附 6g　六神曲 15g　当归 9g　炒白芍 10g　炒白术 10g　桂枝 6g　炙黄芪 10g　炙甘草 3g

14 剂,每日 1 剂,水煎分服。

四诊:2017 年 5 月 25 日

患者自诉两下肢皮疹减少,稍痒。

查体:两下肢胫侧见丘疹,色偏褐,部分皮肤增厚。

舌脉:舌红,苔薄,脉浮数。

中医诊断:湿疮,湿热蕴阻、气血不和证。

西医诊断:下肢湿疹。

治法:清热利湿,益气养血。

内治

方药:自拟方。

荆芥 6g　苏叶 6g　白蒺藜 10g　川芎 5g　厚朴 6g　苍术 6g　茯苓

10g 炒白术 10g 白鲜皮 10g 地肤子 10g 当归 6g 炒白芍 10g 赤芍 10g 炒薏苡仁 15g 炙甘草 3g

14 剂,每日 1 剂,水煎分服。

按语:本案患者年事已高,且病程较长,素体亏虚,气血不足,无以滋养肌肤,体虚脾弱,不能运化水湿,致水液下行,积聚下肢,日久蕴而化热,而见皮肤出现皮疹,瘙痒,甚至局部皮肤红肿。急则治其标,以清热利湿为主;缓则治其本,以温阳利水,养血止痒为主。

本案患者开始以三妙汤清热解毒利湿为主,配以黄芪桂枝五物汤加减以益气养血通络;至四诊时以黄芪桂枝五物汤健脾养血为主,加疏风清热药解表透疹,开泄毛孔,排出肌表余毒。

外用樟脑霜加硫黄霜可以滋润肌肤,樟脑、硫黄有止痒杀虫、活血润肤的作用;炉甘石洗剂加复方人工牛黄散可以清热解毒止痒,消除皮肤炎症。待皮损好转后,外用药适当减少用量与次数,有利于皮肤自身修复。

案2:赵某,男,36 岁。

初诊:2015 年 10 月 12 日。

主诉:双足部丘疹、水疱伴瘙痒 1 周。

现病史:追问病史,患者既往有湿疹病史,双足背及足底部反复发作丘疹、水疱,伴渗液色黄,瘙痒较甚,外用糖皮质激素类药膏后可好转。此次发病症状较前几次严重。前几天有饮食辛辣油腻及熬夜史。

既往史:否认有其他疾病史。

过敏史:否认有药物或者食物过敏史。

刻下:患者双足背及足底部丘疹、水疱,伴脱屑,部分水疱破裂,流滋色黄,瘙痒明显。

查体:双足背及足底部有密集的、大小不一的丘疹、水疱,伴脱屑,部分水疱已破,伴有渗液,滋水黏腻,色淡黄,局部皮肤无红肿、疼痛。

舌脉:苔黄腻,脉数。

中医诊断:湿疮,湿热下注证。

西医诊断:足部湿疹。

治法:清热利湿,养血止痒。

内治:患者拒绝服用中药汤剂治疗,故予外洗方治疗。

外治

方药:除湿浸泡方。

黄柏 30g　苍术 30g　苦参 15g　土槿皮 15g　白矾 15g　猪牙皂 10g　土茯苓 30g　生百部 20g　制川乌 10g　黄精 10g　当归 15g

2 剂。

用法:1 剂中药加冷水 1 000ml,浸泡 1 小时,武火煮沸后改文火煮 20 分钟,过滤药渣,将煮好的药水倒入塑料脚盆中,再加 500ml 白醋,每日浸泡 30 分钟,1 剂中药可连续用 1 周,水温保持 25~30℃。

二诊:2015 年 10 月 26 日。

患者皮损瘙痒已止,水疱减少,已无流滋水。

查体:双足背及足底部水疱明显减少,无渗液、流滋,局部皮肤无红肿、疼痛。

舌脉:苔黄腻,脉数。

中医诊断:湿疮,湿热下注证。

西医诊断:足部湿疹。

治法:清热利湿,养血止痒。

外治

方药:除湿浸泡方。

黄柏 30g　苍术 30g　苦参 15g　土槿皮 15g　猪牙皂 10g　土茯苓 30g　生百部 20g　制川乌 10g　黄精 10g　当归 15g

2 剂。

用法:1 剂中药加冷水 1 000ml,浸泡 1 小时,武火煮沸后改文火煮 20 分钟,过滤药渣,将煮好的药水倒入塑料脚盆中,再加 500ml 白醋,每日浸泡 30 分钟,1 剂中药可连续用 1 周,水温保持 25~30℃。

2 周后诸症缓解。

按语:湿疹是一种由多种内外因素引起的过敏性的急性、亚急性或慢性皮肤病,属中医学“湿疮”范畴。在中医文献中许多病名与湿疹有关,如“疮”“癣”“风”等,将湿毒疮叫湿癣,慢性的叫干癣,有渗出的叫疮。《诸病源候论·疮病诸候》中说:“疮者,由肤腠虚,风湿之气折于血气,结聚所生。多着手足,间递相对,如新生茱萸子,痛痒,抓搔成疮,黄汁出,浸淫生长,折裂,时瘥时剧……”。

本案患者由外风侵袭肌肤,日久化热、化燥,内耗津液,以致血虚生风;湿邪多由脾病所生,饮食失当,脾运不化,湿从内生,或由饮茶、酒或食鱼腥、海虾而致湿热内生。因湿性下趋,故本病易发于下肢、足部,湿热蕴结肌肤即生湿疹。故在治疗时用除湿浸泡方加重黄柏、苍术的剂量以更好地起到清热利湿的作用,因白矾燥湿收敛明显,故在二诊时去之。治疗1个疗程后诸症缓解,疗效显著。

案3 陈某,男,65岁。

初诊:2015年8月22日。

主诉:双足背部皮疹伴瘙痒出水1周。

现病史:患者原有静脉曲张史10年余,近3年出现双足背部皮疹伴瘙痒,反复发作,自行外涂药膏(具体不详)效果不明显。近1周因皮疹、瘙痒加剧,抓后出现水疱、渗液,无红肿、疼痛。

既往史:否认有其他疾病史。

过敏史:否认有药物或者食物过敏史。

刻下:患者双足背部丘疹、水疱,伴渗液,瘙痒明显。

查体:双足背部丘疹、水疱、渗液,局部皮肤增厚,无红肿、压痛,四周肤色偏黯红。两小腿浅表静脉迂曲、显露,部分呈团块状凸起。

舌脉:舌红,苔黄腻,脉数。

中医诊断:湿疮,湿热蕴结证。

西医诊断:静脉曲张性湿疹。

治法:清热利湿,养血止痒。

外治

方药:除湿浸泡方。

黄柏15g 苍术15g 苦参15g 土槿皮15g 白矾15g 猪牙皂10g 土茯苓30g 生百部20g 制川乌10g 黄精10g 当归15g

2剂。

用法:1剂中药加冷水1 000ml,浸泡1小时,武火煮沸后改文火煮20分钟,过滤药渣,将煮好的药水倒入塑料脚盆中,再加500ml白醋,每日浸泡30分钟,1剂中药可连续用1周,水温保持25~30℃。

二诊:2015年9月6日。

患者皮损瘙痒减轻,水疱减少,渗液已止,皮肤增厚仍较明显。

查体:双足背部丘疹、水疱减少,无明显渗液,四周皮肤稍红,皮肤增厚仍较明显。

舌脉:舌红,苔黄腻,脉数。

中医诊断:湿疮,湿热蕴结证。

西医诊断:静脉曲张性湿疹。

治法:清热利湿,养血止痒。

外治

方药:除湿浸泡方。

黄柏30g　苍术30g　苦参15g　土槿皮15g　白矾15g　猪牙皂10g
土茯苓30g　生百部20g　制川乌10g　黄精10g　当归30g　丹参15g
三七15g

2剂。

用法:1剂中药加冷水1 000ml,浸泡1小时,武火煮沸后改文火煮20分钟,过滤药渣,将煮好的药水倒入塑料脚盆中,再加500ml白醋,每日浸泡30分钟,1剂中药可连续用1周,水温保持25~30℃。

2周后诸症缓解。

按语:静脉曲张性湿疹是发生于下肢静脉曲张处的湿疹,以患肢静脉曲张,皮肤色素沉着,间有瘀点、丘疹和湿疹样变为特点。与中医学"下注疮""湿毒疮"相类似。《疡科准绳·胫部》中名"下注疮":"下注疮,亦名湿毒疮,因脾胃湿热下注,以致肌肉不仁而成疮也。"《圣济总录》中云:"若风湿毒气乘之,则荣卫凝涩,稽留不行,气脉下注于脚膝胫间。故令皮肤肿硬,结核成疮"。此病因静脉曲张,气血运行受阻,脉道不通,血瘀并湿热下注,阻于局部肌肤所致。

本案患者属湿热内蕴,气滞血瘀。用除湿浸泡方加丹参、三七清热利湿止痒,活血养血通络。但此病根本在筋脉,需要患者配合,穿弹力袜改善血液循环,平时避免长时间行走、站立,休息时可抬高患肢;皮疹、瘙痒加剧时要及时就诊,必要时可进行手术治疗。

案4: 陈某,女,43岁。

初诊:2017年3月18日。

主诉:全身皮肤痒加剧 2 年。

现病史:患者全身皮肤痒数年,近 2 年加剧,搔抓后出现丘疹,抓破后出血结痂,无渗液,以背部、四肢为甚。

既往史:否认有其他疾病史。

过敏史:否认有药物或者食物过敏史。

刻下:周身皮肤瘙痒不适,搔抓后起丘疹,抓破后出血结痂,无渗液,以背部、四肢为甚。无发热、胸闷等症状,食欲睡眠可,二便如常。

查体:背部、四肢见斑块、抓痕、结痂。

舌脉:舌淡,苔薄白,脉细。

中医诊断:湿疮,血虚风燥证。

西医诊断:慢性湿疹。

治法:养血润肤,疏风止痒。

内治

方药:自拟方。

羌活 6g　荆芥 6g　防风 6g　桑叶 10g　川芎 5g　厚朴 6g　茯苓 10g　苦参 10g　白鲜皮 10g　地肤子 10g　当归 6g　炒白芍 10g　陈皮 6g　炙甘草 10g　赤芍 10g

14 剂,每日 1 剂,水煎分服。

按语:湿疹是一种常见的皮肤病,临床特征是多形性损害,有渗出倾向,常对称分布,自觉瘙痒,常反复发作,易演变成慢性。一般分为急性、亚急性和慢性 3 类。

本病可泛发全身,也可局限于某些部位。依据其发病部位的不同和皮疹的性质、特点,有不同的名称。慢性湿疹多由急性、亚急性湿疹未能及时治愈,多次反复发作演变而成。也有少数患者一开始即表现为慢性湿疹。慢性湿疹临床表现为患处皮肤增厚,触之较硬,呈黯红色或黯褐色,表面粗糙,或呈苔藓样变;皮疹边界清楚,伴有少量鳞屑、抓痕、结痂和色素沉着,周围也可散见丘疹、丘疱疹,间有糜烂、渗液、自觉阵发性瘙痒。

本案患者皮肤瘙痒数年不愈,有丘疹、结痂,符合慢性湿疹临床表现,可明确诊断。查体舌淡、苔薄白、脉细,属血虚风燥证,治以养血润肤,疏风止痒。痒自风而来,必先疏风,故以荆芥、防风之辛散透达,疏风散邪,使风去则痒止,是为君药;配羌活、厚朴、茯苓、苦参、陈皮清热利湿;桑叶、川芎、当归、白芍养血活血,寓"治风先治血,血行风自灭"之意,为佐,另佐以白鲜皮、地肤子、赤芍止痒;炙甘草调和诸药,为使。本案治疗以祛风为主,配以养血、祛湿、清热之品,兼顾扶正,以获良效。

案5:王某,男,53岁。

初诊:2017年3月2日。

主诉:头面部皮肤瘙痒加重半个月。

现病史:患者头面部瘙痒伴斑块,下肢亦发。

既往史:否认有其他疾病史。

过敏史:否认有药物或者食物过敏史。

刻下:患者头面部斑块,边界欠清,双下肢亦发。纳食欠佳,二便如常。

查体:颜面部红斑,少量水渍,双下肢红斑。

舌脉:舌质红,苔薄,脉浮。

中医诊断:湿疮,血虚风燥证。

西医诊断:慢性湿疹。

治法:养血润肤,疏风止痒。

内治

方药:自拟方。

羌活6g　荆芥6g　桑叶10g　川芎5g　厚朴6g　茯苓10g　丹参10g
白鲜皮10g　地肤子10g　陈皮6g　当归6g　炒白芍10g　炒白术10g
枇杷叶15g　熟薏苡仁15g　炙甘草3g

14剂,每日1剂,水煎分服。

二诊:2017年3月16日。

药后面部瘙痒、斑块好转,下肢瘙痒、红斑未退。

查体:颜面红斑。伴手背红斑。

舌脉:舌质红,苔薄,脉浮。

中医诊断:湿疮,血虚风燥证。

西医诊断:慢性湿疹。

治法:养血润肤,疏风止痒。

方药:自拟方。

羌活6g　荆芥6g　桑叶10g　川芎5g　厚朴6g　茯苓10g　白鲜皮

10g　地肤子 10g　陈皮 6g　当归 6g　炒白芍 10g　炒白术 10g　炙甘草 3g　浮萍 10g　苦参 10g　豨莶草 10g

14 剂,每日 1 剂,水煎分服。

外治:樟脑霜＋硼酸软膏(1∶1 比例调匀),外涂于皮肤干燥处,每日 2 次,早晚各 1 次。

按语:本案湿疹辨证为血虚风燥证,治以养血疏风清热,佐以利湿,方用消风散加减。二诊时症状略好转,下肢瘙痒、红斑未退,加用浮萍、苦参祛湿止痒,豨莶草利湿止痒。配以樟脑霜及硼酸软膏外用消炎止痒,症状好转。

慢性湿疹皮肤颜色黯红,伴有皮肤粗糙、增厚、色素沉着、小丘疹、瘙痒不适者,多属血虚风燥证。治疗除疏风止痒之外,还需加用养血润肤之品,以改善皮肤粗糙的情况,减少疾病复发。皮肤瘙痒较严重者,可予外用药膏以缓解症状。

三、乳房湿疹

顾某,女,29 岁。

初诊:2018 年 5 月 12 日。

主诉:左乳头糜烂、裂口,反复 2 个月。

现病史:患者近 2 个月来在无明显诱因下左乳头出现瘙痒,抓后刺痛,伴有少量渗液,结痂后乳头干裂,又痒,反反复复,曾在外院治疗(具体用药不详)好转后又复发。

既往史:否认有其他疾病史。

过敏史:否认有药物或者食物过敏史。

刻下:患者自觉左乳头痒痛,乳头与乳晕部潮红,见渗液、糜烂、裂口、结痂,胃纳可,小便正常,大便偏硬,每日 1 次,夜寐安好。

查体:左乳头见丘疹、渗液、表皮糜烂、裂口、结痂,局部无肿块及压痛。

舌脉:舌红,苔薄,脉浮数。

中医诊断:乳头风,肝经湿热、脾胃虚弱证。

西医诊断:乳房湿疹。

治法:疏肝清热,健脾利湿。

内治

方药:自拟方。

蒲公英 15g 忍冬藤 15g 当归 9g 炒白芍 10g 炒白术 10g 柴胡 6g 茯苓 10g 陈皮 6g 川芎 5g 白鲜皮 10g 地肤子 10g 山药 15g 炙甘草 3g

14 剂,每日 1 剂,水煎分服。

外治

(1)红玉散 + 硼酸软膏:将红玉散撒在患处;将硼酸软膏涂在专用棉纸上,薄薄一层,敷在患处,每日 1 次。

(2)黄连霜:皮肤渗液、糜烂消退后,外涂于患处,每日 1 次。

按语:乳房湿疹是指发生于乳房部位的、因多种因素引起的一种具有明显渗出倾向的皮肤炎症反应,是乳房皮肤特别是乳头及乳晕处对复杂的内、外激发因子所产生的一种迟发型变态反应。皮疹呈多样性,在慢性期呈局限性,且有浸润和肥厚,瘙痒剧烈,容易复发。本病属于中医学"乳头风"范畴,中医学也称为"乳头破碎",俗称"乳癣"。《疡医大全》中称之为"乳头破裂",清代高秉钧的《疡科心得集·辨乳痈乳疽论》中记载最详:"乳头风,乳头干燥而裂,痛如刀刺,或揩之出血,或流粘水,或结黄脂。此由暴怒抑郁,肝经火邪不能施泄所致,胎前产后俱有之,内服加味逍遥散,外以白芷末乳汁顿热调敷。"

乳头风与西医学的乳头皲裂、乳头炎、乳晕炎以及乳房湿疹等多种疾病相关。本病总由禀性不耐,风湿热邪客于乳房肌肤而成。或肝经湿热,上蕴乳房;或脾胃虚弱运化失司,以致对某些物质如鱼腥发物、病灶感染、衣物乳汁等过敏而成本病。肝经湿热、夹风上蕴型多见于急性发作者,因乳头、乳晕属肝,肝经湿热,夹以外风,以致腠理水湿蕴结而见水疱、糜烂、渗液;风湿热相搏型可见皮肤潮红作痒、疼痛;脾胃虚弱、血虚风燥型多见于反复发作、长期不愈者。脾胃虚弱,运化失司,湿热蕴阻,日久阴血亏损,生风生燥,肌肤失养,形成皮肤粗糙、脱屑、肥厚。风湿热三者为其基本病因,乳头、乳晕属肝,而脾又主湿,肝经湿热或脾胃虚弱,皆可导致本病。

本案患者发病已有 2 个月,且有反复发作史,此次皮疹伴渗液,属慢性病急性发作,辨证为肝经湿热,日久伤及脾胃,致脾胃虚弱,运化失司,湿热内蕴,故见左乳头瘙痒,兼有皮疹、渗液、糜烂、结痂、舌红、苔薄、脉浮数为肝经湿热夹以外风之征象。治以疏肝理气,健脾利湿,方用自拟方。其中,柴胡、炒白芍、陈皮疏肝理气,忍冬藤、蒲公英清肝经湿热,茯苓、炒白术、山药健脾利湿,白鲜皮、地肤子清热燥湿止痒,当归、川芎养血润肤止痒,炙甘草调和诸药。全方配伍,既清肝经湿热,又治脾胃之虚弱,还用养血之品以祛风燥,防止皮疹退后出现皮肤干燥、皲裂,标本兼顾,未雨绸缪,治疗全面。

本案外治用红玉散、硼酸软膏、黄连霜。红玉散与硼酸软膏合用具有收敛之功,有利于皮肤糜烂面尽快愈合;黄连霜具有燥湿润肤作用。

四、婴儿湿疹

钱某,女,6个月。

初诊:2017年1月7日。

主诉(代):全身皮肤瘙痒4个月,加剧1个月。

现病史:患儿自出生2个月后全身皮肤出现皮疹,伴瘙痒,头面部丘疹、红斑伴皮屑,耳后潮红结痂,热时痒加重。在外院治疗(具体用药不详)后,症状有所好转,近1个月全身皮肤再次出现皮疹,伴瘙痒,抓破后有渗液、结痂,较前加重。

既往史:否认有其他疾病史。

过敏史:否认有药物或者食物过敏史。

刻下:患儿全身皮肤见皮疹,伴瘙痒,夜间不能安睡,二便正常,母乳喂养。

查体:头面部红斑、丘疹、脱屑,耳后潮红、结痂,腋下、腘窝红斑、抓痕,皮损四周干燥,有皮屑,中间潮红。

舌脉:舌红,苔薄,脉细数。

中医诊断:奶癣,脾虚湿盛证。

西医诊断:婴儿湿疹。

治法:健脾祛湿止痒。

内治

方药:自拟方。

桑叶5g　茯苓5g　炒白芍5g　炒白术5g　炒薏苡仁8g　白鲜皮5g
小红枣2枚

7剂,每日1剂,水煎分服。适当加冰糖以调味。

外治

(1)樟脑霜＋凡士林(1∶1比例调匀),外涂于皮肤瘙痒处,每日2次,早晚各1次。

(2)硼酸软膏＋凡士林(1∶1比例调匀),外涂于干燥皮肤处,每日2次。

(3)芷柏扑粉,加爽身粉调匀(1∶1比例),外扑于皮肤潮红部位,每日1~2次。

二诊:2017年1月15日。

主诉(代):皮肤瘙痒减轻,夜间能安睡,纳食、二便正常。

查体:头面部皮肤红,稍有皮屑,耳后潮红,腋下、腘窝见皮肤红斑。

舌脉:舌红,苔薄,脉浮。

中医诊断:奶癣,脾虚湿盛证。

西医诊断:婴儿湿疹。

治法:健脾祛湿止痒。

内治

方药:自拟方。

桑叶5g 茯苓5g 炒白芍5g 炒白术5g 炒薏苡仁8g 白鲜皮5g 山药8g 小红枣2枚

14剂,每日1剂,水煎分服。

外治

(1)樟脑霜＋凡士林(1∶1比例调匀),外涂于皮肤瘙痒处,每日2次,早晚各1次。

(2)硼酸软膏＋凡士林(1∶1比例调匀),外涂于干燥皮肤处,每日2次。

(3)芷柏扑粉,加爽身粉调匀(1∶1比例),外扑于皮肤潮红部位,每日1~2次。

按语:奶癣是婴儿常见的一种过敏性皮肤病,类似于西医学的"婴儿湿疹"。其特点发生在头面部,皮损呈多形性,剧烈瘙痒,反复发作。《诸病源候论·小儿杂病诸候》中说:"小儿面上,癣皮如甲错起干燥,谓之乳癣。"《外科正宗·奶癣》:"头面遍身发为奶癣,流滋成片,睡卧不安,瘙痒不绝。"本病多因禀性过敏,外受风热之邪侵袭,内有胎火湿热蕴积,蕴阻肌肤所致,或因脾胃不和,湿热内生而成。

本案患儿是因先天禀赋不足,后天脾胃虚弱,湿热蕴结肌肤所致。故用茯苓、炒白术、炒白芍、炒薏苡仁健脾利湿,桑叶疏风散热,白鲜皮清热止痒。

患儿尚在哺乳期,建议乳母饮食清淡,注意食物品种多样化,荤素合理搭配。对小儿期湿疹,应嘱患者注重膳食平衡,严格控制致敏的食物1~2年,建议食物品种多样化,不偏食,确保营养均衡,有利于湿疹早日痊愈。

本案外用硼酸软膏加凡士林以滋润干燥的受损皮肤,形成保护膜;樟脑霜有止痒之功,避免患儿瘙痒时搔抓,进一步伤害皮肤;芷柏扑粉具有止痒、收湿、润肤之功效。

五、脂溢性皮炎

陆某,男,51岁。

初诊:2017年5月8日。

主诉:头部丘疹1年。

现病史:患者头部瘙痒伴结块化脓,多个结块大小不等,出脓头好转,但反复发作,背部时痒,大便可。

既往史:有阳痿史。否认有其他疾病史。

过敏史:否认有药物或者食物过敏史。

刻下:患者头部瘙痒伴多处结块,胃纳可,大小便正常,夜寐安好。

查体:头皮下发际部有丘疹、结痂,多个结块,部分结块有压痛,头皮油腻。

舌脉:舌质红,苔薄黄,脉浮。

中医诊断:面游风,湿热蕴肤证。

西医诊断:脂溢性皮炎;疖。

治法:清热利湿。

内治

方药:枇杷清肺饮合五味消毒饮加减。

枇杷叶15g 炙桑皮10g 桑叶10g 山楂15g 白鲜皮10g 茯苓10g
陈皮6g 紫花地丁15g 半枝莲15g 炒黄芩10g 金银花10g 连翘10g

生甘草 3g　炒米仁 15g　当归 9g　赤芍 10g

14 剂,每日 1 剂,水煎分服。

外治:炉甘石洗剂 100ml+ 复方人工牛黄散 6g,每日 2 次,早晚各 1 次。

按语:脂溢性皮炎是一种常见的皮肤病,是由于局部皮脂分泌过多引起的皮肤炎症,好发于头面、躯干等皮脂腺丰富区;皮损境界清楚,形态大小不一,初起为毛囊周围红色小丘疹,继而融合成片,典型皮损为黄红色或淡红色斑片,覆以油腻性或干性鳞屑或痂皮;患者自觉有不同程度的瘙痒;病程多呈慢性,反复发作,时轻时重;多见于青壮年。

脂溢性皮炎,属于中医学"面游风"范畴。一般认为风热外袭,郁久血燥,肌肤失养;或素体血燥,复感风热之邪,风热蕴阻,肌肤失养;或嗜食肥甘厚味,脾胃运化失常,化湿生热,蕴阻肌肤而发。本病以肺、脾、肝、肾失调,复感风、湿、热邪为主要病机。

本案患者肺胃有热,复感风热之邪,风、湿、热郁阻于肌肤,气血郁阻而发病,故见头皮下发际部丘疹、结痂,多个结块,头皮油腻。治拟清热利湿,方用枇杷清肺饮合五味消毒饮加减。方中枇杷叶、炙桑皮清肺热;桑叶疏风清热;山楂消食和中,活血化瘀;紫花地丁、连翘、金银花、半枝莲清热解毒;茯苓、陈皮、炒米仁健脾化湿;赤芍、当归养血润肤,活血散结;白鲜皮祛风清热,燥湿止痒;黄芩清上焦热;生甘草清热解毒,调和诸药。

外用炉甘石洗剂加复方人工牛黄散,共收清热解毒之效。

六、汗疱疹

赵某,男,8 岁。

初诊:2018 年 5 月 5 日。

主诉:双手皮肤干 2 周。

现病史:患儿近 2 周来出现双手皮肤干燥、脱屑,平时手汗较少,指缝间时有小水疱出现,反反复复,每年春末初夏发作。

既往史:否认有其他疾病史。

过敏史:否认有药物或者食物过敏史。

刻下:患儿双手皮肤干燥,脱屑,指缝间有少许小水疱,胃纳可,大小便正常,夜寐安好。

查体:双手皮肤干燥,脱屑,指缝间见小水疱,色正常,局部无红肿。

舌脉:舌红,苔薄,脉浮。

中医诊断:田螺疱,湿热蕴肤证。

西医诊断:汗疱疹。

治法:清热利湿解表。

内治

方药:自拟方。

桑叶 5g 白鲜皮 5g 茯苓 6g 炒白芍 5g 炒白术 5g 山药 10g 制黄精 5g

14 剂,每日 1 剂,水煎分服。

外治:樟脑霜,每日 2 次,早晚各 1 次。

二诊:2018 年 5 月 19 日。

患儿双手皮肤干燥好转,但手指间及足部皮肤时有瘙痒,伴有小丘疹出现。

查体:双手掌皮肤偏干,无脱屑,手指间及足部皮肤色偏红,伴少许小水疱。

舌脉:舌红,苔薄,脉浮数。

中医诊断:田螺疱,湿热蕴肤证。

西医诊断:汗疱疹。

治法:清热利湿解表。

内治

方药:自拟方。

桑叶 5g 茯苓 5g 炒白术 5g 炒白芍 5g 白鲜皮 5g 制黄精 5g
炙甘草 1g 茯苓皮 8g

14 剂,每日 1 剂,水煎分服。

外治

(1)樟脑霜 + 硼酸软膏(1∶1 比例调匀),外涂于皮肤干燥处,每日 2
次,早晚各 1 次。

(2)芩柏扑粉,外扑于指、趾间小水疱处,每日 2 次,早晚各 1 次。

按语:汗疱疹是一种手掌、足底的水疱性疾患,一度认为是由于流汗等因素导致,目前已证实其发病与汗腺、流汗这些因素无直接关系。本病常见于儿童、青年,其特征为春末夏初开始发病,夏季加重,入冬自愈,表现为发于手掌、足跖表皮深处的小水疱,干后脱皮,每年反复发作。

汗疱疹,属于中医学"田螺疱""蚂蚁窝"范畴。一般认为其由脾经湿热内蕴,风邪聚结,交阻皮内而成。《疡医大全》说:"蚂蚁窝,多生于手足,形似蚁窝,痒如针眼,奇痒人心。"本病多因湿邪内蕴,内热外蒸,交阻肌肤所致。

本案患者年幼,小儿脏腑娇嫩,形气未充,脾胃未健,而现代生活物质丰富,饮食多偏于油腻,易伤脾胃,患儿脾气虚弱,饮食运化失司,湿浊内生;夏季雨多潮湿,天气闷热,易感风热湿邪,如此内外交阻肌肤而发病。小儿多难以接受中药,故选药组方时,尽量选取气味清淡的药物,在保留药效的前提下,用量尽量小,使患儿能接受,并能坚持服用。故选用桑叶疏风清热;茯苓、炒白术、山药、茯苓皮健脾化湿;炒白芍、制黄精滋阴养血,活血润肤;白鲜皮清热燥湿,祛风止痒;炙甘草补中益气,调和诸药。

外用樟脑霜加硼酸软膏外涂于皮肤干燥处以润肤止痒,外扑芷柏扑粉于趾间水疱处收湿止痒。如此内外合治,既治脾虚失运引起的湿热内蕴,又除外感风湿热之邪,使体内湿邪祛除,皮肤腠理开泄可控,标本兼顾,疗效显著。

七、荨麻疹

案1: 周某,女,52 岁。

初诊:2017 年 4 月 20 日。

主诉:全身皮肤瘙痒 2 日。

现病史:患者昨日突觉全身皮肤瘙痒,继而四肢出现红色疹块,遍及胸腹,搔之肌肤微热,遇风加剧。皮损可自行消退,退后又发。既往有反复荨麻疹史近 2 年。

既往史:否认有其他疾病史。

过敏史:否认有药物或食物过敏史。

刻下:周身淡红色疹块伴皮肤瘙痒,局部皮肤有微热感,夜间瘙痒影响睡眠,胃纳可,二便如常。

查体:全身皮肤干燥,散见大小不等风团,色淡红,压之退色,伴见抓痕。

舌脉:舌质红,苔薄,脉浮。

中医诊断:瘾疹,风寒证。

西医诊断:荨麻疹。

治法:祛风止痒,益气固表。

内治

方药:消风散合玉屏风散加减。

羌活 6g　荆芥 6g　防风 6g　川芎 5g　川朴 6g　茯苓 10g　陈皮 6g
生麻黄 6g　炙甘草 3g　白鲜皮 10g　炒白术 10g　炒白芍 10g　夜交藤 15g
炒六曲 15g　炙黄芪 10g

7 剂,每日 1 剂,水煎分服。

二诊:2017 年 4 月 27 日。

服药后疹块少发,瘙痒减轻。

查体:全身皮肤干燥,散见大小不等风团、抓痕,较前减少。

舌脉:舌质红,苔薄,脉浮。

中医诊断:瘾疹,风寒证。

西医诊断:荨麻疹。

治法:祛风止痒,益气固表。

内治

方药:消风散合玉屏风散加减。

羌活 6g　荆芥 6g　防风 6g　川芎 5g　川朴 6g　茯苓 10g　陈皮 6g
生麻黄 6g　炙甘草 3g　白鲜皮 10g　炒白术 10g　炒白芍 10g　夜交藤
15g　炒六曲 15g　炙黄芪 10g　当归 6g

14 剂,每日 1 剂,水煎分服。

按语:本案患者年老体弱,肺卫不固,外感风寒后,无力祛邪外出,邪正交争于皮肤而发病,故见风团大小不等,色淡红,感风后风胜则痒剧,影响睡眠。本案虚实夹杂,宜祛邪与扶正并用,治拟祛风止痒、益气固表,方用消风散合玉屏风散加减。初诊方中羌活、生麻黄、荆芥、防风祛风散寒解表;防风、白术、黄芪组成的玉屏风散益气固表;川芎、厚朴行气活血,调畅上下气机;茯苓、陈皮、炒六曲健脾渗湿,消食和中,培土生金;白鲜皮祛风止痒,清热燥湿;当归、炒白芍养血活血润肤;夜交藤既能养心安神,缓解因瘙痒引起的烦躁情绪,又能祛风通络,助力祛邪;炙甘草补益中气,调和诸药。二诊患者诉疹块少发,瘙痒减轻,病情好转,守方治疗。

案2: 张某,女,46岁。

初诊:2017年1月2日。

主诉:胸腹部风团伴瘙痒2日。

现病史:患者昨日食用虾后出现胸腹红色皮损,伴灼热感,可自行消退,退后再发。无胸闷、呕恶、呼吸困难等症状。平日有阵发性潮热,易烦躁。

既往史:否认有其他疾病史。

过敏史:否认有药物或食物过敏史。

刻下:胸腹部皮疹反复,伴有瘙痒、灼热感,纳寐俱可,大便2日未解。

查体:胸腹部皮肤见大小不等风团,色鲜红,压之退色,皮肤划痕症(+)。

舌脉:舌质红,苔黄腻,脉浮数。

中医诊断:瘾疹,胃肠湿热证。

西医诊断:荨麻疹。

治法:清热利湿,祛风止痒。

内治

方药:消风散加减。

荆芥6g 防风6g 牛蒡子10g 蝉蜕6g 苍术6g 丹参15g 鸡血藤20g 白鲜皮10g 苦参10g 黄柏6g 知母6g 生甘草3g 制大黄4g 川芎5g 厚朴6g

7剂,每日1剂,水煎分服。

二诊:2017年1月8日。

服药后新皮疹少发,瘙痒减轻,大便解,质软,潮热仍有。

查体:胸腹部皮肤见少量大小不等风团,色淡红,压之退色,皮肤划痕症(+)。

舌脉:舌质红,苔黄,脉浮。

中医诊断:瘾疹,胃肠湿热证。

西医诊断:荨麻疹。

治法:清热利湿,祛风止痒。

内治

方药:消风散加减。

荆芥6g 防风6g 牛蒡子10g 蝉蜕6g 苍术6g 丹参15g 鸡血藤20g 白鲜皮10g 苦参10g 黄柏6g 白术10g 生甘草3g 川芎5g

厚朴 6g

7 剂，每日 1 剂，水煎分服。

按语：本案患者起病于食用虾，饮食不节，湿热内生，积于肠道，故见大便秘结，舌苔黄腻；外受风湿热邪，郁于皮肤腠理，不得出，故见胸腹部风团色鲜红，皮肤划痕症（+）。患者 46 岁，年近七七，"女子七七，任脉虚，太冲脉衰少，天癸竭"，阴阳失衡，肝失条达，引发潮热、烦躁。治宜表里双解，拟清热利湿、祛风止痒，方用消风散加减。初诊方中以荆芥、防风、牛蒡子、蝉蜕疏风清热止痒；苍术、白鲜皮、苦参清热燥湿，祛风止痒；丹参、鸡血藤凉血和血，祛风通络；川芎、厚朴调畅上下气机，行气活血；制大黄泻下攻积，清热凉血；黄柏、知母养阴清热；生甘草清热解毒，调和诸药。二诊患者大便通畅，皮疹少发，潮热依旧，故以原方去制大黄、知母，加白术健脾利湿继续治疗。

案3: 刘某,女,52 岁。

初诊：2017 年 10 月 5 日。

主诉：全身皮肤潮红瘙痒 1 日。

现病史：患者昨夜间突觉全身皮肤瘙痒，继而出现大片皮肤鲜红、灼热，患部皮肤胀感明显。今日皮损瘙痒加剧，范围继续扩大。无发热、胸闷、呼吸困难等症状。

既往史：否认有其他疾病史。

过敏史：否认有药物或食物过敏史。

刻下：周身大片鲜红色风团伴瘙痒、灼热，患者烦躁，搔抓不停，纳寐俱可，二便如常。

查体：全身见大片风团，色鲜红，局部融合成片，伴大量抓痕。

舌脉：舌质红，苔黄，脉数。

中医诊断：瘾疹，热毒炽盛证。

西医诊断：荨麻疹。

治法：清营凉血，解毒止痒。

内治

方药：消风散合犀角地黄汤加减。

羌活 6g　荆芥 6g　防风 6g　川芎 5g　川朴 6g　茯苓 10g　陈皮 6g

炙甘草 3g　白鲜皮 10g　炒白术 10g　炒白芍 10g　水牛角 10g^(先煎) 夜交藤 15g　炒六曲 15g　生地 10g　牡丹皮 10g

7 剂,每日 1 剂,水煎分服。

二诊:2017 年 10 月 12 日。

服药后大片风团消退,瘙痒明显减轻,散发小片风团。

查体:全身散见少量小片风团,局部抓痕减少。

舌脉:舌质红,苔黄,脉数。

中医诊断:瘾疹,热毒炽盛证。

西医诊断:荨麻疹。

治法:清营凉血,解毒止痒。

内治

方药:消风散合犀角地黄汤加减。

羌活 6g　荆芥 6g　防风 6g　川芎 5g　川朴 6g　茯苓 10g　陈皮 6g 炙甘草 3g　白鲜皮 10g　炒白术 10g　炒白芍 10g　水牛角 10g^(先煎) 当归 6g　炒六曲 15g　葛根 15g　牡丹皮 10g

7 剂,每日 1 剂,水煎分服。

按语:本案患者不慎外感热毒侵袭,热入血分,迫血妄行,扰动心神,内风自生,故见患者全身大片皮肤鲜红、灼热,伴剧烈瘙痒、烦躁。治拟清营凉血,解毒止痒,方用消风散合犀角地黄汤加减。初诊方中羌活、荆芥、防风疏风止痒;川芎、川朴调畅上下气机,行气活血;茯苓、陈皮、炒白术、六神曲健脾渗湿,培土生金;炙甘草补益中气,调和诸药;白鲜皮祛风止痒,清热燥湿;炒白芍、水牛角、生地、牡丹皮清热解毒,凉血散瘀;夜交藤养心安神,祛风通络。二诊大片风团消退,瘙痒明显减轻,散发小片风团,原方去夜交藤、生地,加当归、葛根养血清热,巩固疗效。

案 4:高某,女,23 岁。

初诊:2016 年 8 月 4 日。

主诉:全身皮肤瘙痒 1 个月。

现病史:患者近 1 个月来无明显诱因出现全身皮肤瘙痒,抓后出现片状风团块,反复发作,移时消退。在外院口服抗过敏药(具体不详)治疗,服药后症状好转,但停药 1 日即复发。近 1 周症状明显加重,皮疹增多。

既往史:否认有其他疾病史。

过敏史:否认有药物或者食物过敏史。

刻下:患者全身散在风团块,伴瘙痒,饮食正常,二便通畅,睡眠正常。

查体:全身散在风团块,色红,高出皮肤。

舌脉:舌红,苔薄,脉浮数。

中医诊断:荨麻疹,风热证。

西医诊断:荨麻疹。

治法:疏风清热止痒。

内治

方药:消风散加减。

桑叶 10g　防风 6g　炒荆芥 6g　川芎 5g　蝉蜕 6g　薄荷 5g^(后下)　厚朴 6g　炒薏苡仁 30g　茯苓 10g　陈皮 6g　白鲜皮 10g　地肤子 10g　炒白芍 10g　炒白术 10g　生甘草 3g

7 剂,每日 1 剂,水煎分服。

二诊:2016 年 8 月 11 日。

患者自诉躯干部皮损减少,但四肢及面部尚有发作,以两颊为主,瘙痒减轻。皮疹发作时皮肤烘热。

查体:全身散在风团块,色红,高出皮肤,皮疹较前减少。

舌脉:舌红,苔薄,脉浮数。

中医诊断:荨麻疹,风热证。

西医诊断:荨麻疹。

治法:疏风清热止痒。

内治

方药:消风散加减。

羌活 6g　防风 6g　炒荆芥 6g　川芎 5g　蝉蜕 6g　桑叶 10g　浮萍 10g　生麻黄 6g　厚朴 6g　茯苓 10g　陈皮 6g　当归 6g　炒白芍 10g　炒白术 10g　白鲜皮 10g　地肤子 10g　牡丹皮 10g　炙甘草 3g

7 剂,每日 1 剂,水煎分服。

三诊:2016 年 8 月 18 日。

患者自诉四肢皮损减少,但躯干部又发风团,瘙痒。自觉体内烘热加重,大便软。

查体:全身散在风团块,色红,高出皮肤,皮疹较前减少。

舌脉:舌红,苔薄,脉浮数。

中医诊断:荨麻疹,风热证。

西医诊断:荨麻疹。

治法:疏风清热止痒。

内治

方药:消风散加减。

羌活 6g 防风 6g 炒荆芥 6g 川芎 5g 桑叶 10g 浮萍 10g 生麻黄 6g 厚朴 6g 茯苓 10g 六神曲 15g 山药 15g 当归 6g 炒白芍 10g 炒白术 10g 白鲜皮 10g 地肤子 10g 牡丹皮 10g 芦根 15g 炙甘草 3g

7 剂,每日 1 剂,水煎分服。

四诊:2016 年 8 月 25 日。

患者自诉全身风团明显减少,瘙痒不明显,余无不适。

查体:全身未见风团块。

舌脉:舌红,苔薄,脉浮数。

中医诊断:荨麻疹,风热证。

西医诊断:荨麻疹。

治法:疏风清热止痒。

内治

方药:消风散加减。

羌活 6g 防风 6g 炒荆芥 6g 生麻黄 6g 厚朴 6g 茯苓 10g 六神曲 15g 山药 15g 当归 6g 川芎 5g 炒白芍 10g 炒白术 10g 白鲜皮 10g 地肤子 10g 牡丹皮 10g 芦根 15g 炙甘草 3g 陈皮 6g

14 剂,每日 1 剂,水煎分服。

按语:本案患者禀赋不耐,感受风热之邪,客于肌表发为风团瘙痒。治拟疏风清热止痒,方用消风散加减。初诊方中桑叶、防风、炒荆芥、蝉蜕、薄荷疏风清热;川芎、厚朴行气活血,调畅上下气机;炒薏苡仁、茯苓、陈皮、炒白术健脾化湿,培土生金;白鲜皮、地肤子清热燥湿,疏风止痒;炒白芍养血活血;生甘草清热解毒,调和诸药。二诊时躯干部皮损减少,但四肢及面部尚有发作,以两颊为主,瘙痒减轻,皮疹发作时皮肤烘热。此为风热较盛,故在原方基础上加用羌活、浮萍、生麻黄增强疏风清热之力,增加当归、牡丹皮加强凉血活血;改生甘草为炙甘草补中益气以固正气。三诊时患者自诉四肢皮损减少,但躯干部又发风团、瘙痒,自觉体内烘热加重,此属风热之邪伤精耗液,故加用山药补益肝、脾、肾,芦根养阴生津,六神曲健脾消食和中以助气血生化。四诊时患者自诉全身风团明显减少,瘙痒不明显,余无不适。此属病情好转,故减桑叶、浮萍,继续治疗 14 天后痊愈。

案5:吴某,女,41 岁。

初诊:2017 年 5 月 29 日。

主诉:皮肤瘙痒 3 个月,加重 1 个月。

现病史:近 3 个月来,患者反复出现皮肤瘙痒,抓后见红痕,后成风团,可自行消退,后复发。未就医用药。近 1 个月劳累后诸症加重,皮疹泛发全身,时发时愈,瘙痒轻。时有乏力感,自觉嗜睡、手足软,无发热、胸闷等症状。

既往史:否认有其他疾病史。

过敏史:否认有药物或食物过敏史。

刻下:全身皮肤散在风团,瘙痒轻,可自行消退,反复发作,纳寐俱可,二便如常。

查体:全身散在风团,淡红色,压之退色。皮肤划痕症(+)。

舌脉:舌质淡,苔薄白,脉细。

中医诊断:瘾疹,气血亏虚证。

西医诊断:荨麻疹。

治法:益气养血固表。

内治

方药:消风散合八珍汤加减。

羌活 6g　防风 6g　桑叶 10g　蒺藜 10g　川芎 5g　厚朴 6g　当归 9g　炙甘草 3g　白鲜皮 10g　地肤子 10g　茯苓 10g　陈皮 6g　炒白芍 10g　炒白术 10g　黄芪 10g　熟地 10g

14 剂,每日 1 剂,水煎分服。

二诊:2017 年 6 月 10 日。

药后好转,疲乏感稍减,风团少发。洗脸后颜面部皮肤红,无瘙痒感。大便软。

查体:皮肤未见异常。

舌脉:舌质淡红,苔薄,脉细。

中医诊断:瘾疹,气血亏虚证。

西医诊断:荨麻疹。

治法:益气养血解表。

内治

方药:消风散合八珍汤加减。

羌活 6g　荆芥 6g　苏叶 6g　炒六曲 15g　川芎 5g　厚朴 6g　当归 9g
炙甘草 3g　白鲜皮 10g　地肤子 10g　茯苓 10g　陈皮 6g　炒白芍 10g
炒白术 10g　黄芪 10g　熟地 10g

14 剂,每日 1 剂,水煎分服。

按语:本案患者病程已久,久病必虚,近来劳累后,加剧气血亏虚程度,血虚生风,气虚不能固表,外邪侵袭无力祛邪,外风引动内风,故见皮疹反复发作,劳累后诸症加重,皮疹泛发全身,时发时愈,瘙痒轻。时有乏力感,自觉嗜睡、手足软。治拟益气养血解表,方用消风散合八珍汤加减。初诊方用羌活、防风、桑叶、蒺藜疏风解表;川芎、厚朴调畅气机,行气活血;当归、炙甘草、茯苓、陈皮、炒白芍、炒白术、黄芪、熟地益气养血固本;白鲜皮、地肤子疏风清热,燥湿止痒。二诊疲乏感稍减,风团少发,洗脸后颜面部皮肤红,无瘙痒感,大便软,此乃病情好转,故去桑叶、蒺藜,加紫苏叶疏风解表、六神曲消食和中。

荨麻疹是一种常见的皮肤病,其特征是皮肤出现瘙痒性风团,骤然发生并迅速消退。皮疹为大小不等、形状不一的淡红色或瓷白色的风团,发生部位不定,黏膜亦可受累。慢性者反复发作,迁延数周、数月甚至数年。西医学仍未确定本病的致病机制,多推测或涉及感染、变态反应、假变态反应和自身反应性等。

本病属于中医学“瘾疹”范畴。一般认为其主要是因素体禀赋不耐,外加六淫之邪的侵袭,或饮食不节、肠胃湿热,或平素体弱、气血不足,卫外不固所致。其发病终归因于风邪作用,或外感风邪,或内风扰动,故以消风散为主方,随证加减。有肺卫不固者合玉屏风散;气血亏虚者合八珍汤;热毒炽盛、热入血分者合犀角地黄汤;风热者以桑叶、浮萍等祛风清热;风寒者以生麻黄、羌活、紫苏叶等疏散风寒。佐以白鲜皮、地肤子祛风清热,燥湿止痒;茯苓、炒白术、陈皮等健脾护胃,培土生金;夜交藤养心安神,缓解瘙痒引起的烦躁,祛风通络止痒;川芎、川朴行气活血,调畅上下气机。

第五节 免疫性大疱病

寻常型天疱疮

缪某,男,63岁。

初诊:2017年2月23日。

主诉:全身皮肤红斑伴瘙痒半年。

现病史:患者半年前躯干部出现红斑,伴水疱,稍痒,水疱溃破后结痂,时有新皮损发作,延及四肢也出现红斑、水疱,而原有水疱结痂、蜕皮后仍有红斑。经外院(具体不详)检查,明确诊断为"天疱疮"。

既往史:否认有其他疾病史。

过敏史:否认有药物或者食物过敏史。

刻下:患者躯干及四肢有红斑,伴脱屑、瘙痒,未见明显水疱,胃纳可,二便正常,夜寐安好。

查体:胸背部、四肢见散在红斑,脱屑。

舌脉:舌红,苔薄,脉浮数。

中医诊断:寻常型天疱疮,风毒夹湿证。

西医诊断:寻常型天疱疮。

治法:疏风清热,解毒化湿。

内治

方药:自拟方。

羌活6g 桑叶10g 紫苏叶6g 厚朴6g 茯苓10g 陈皮6g 炒白术10g 六神曲15g 黄精10g 川芎5g 炒白芍10g 赤芍10g 白鲜皮10g 地肤子10g 炙甘草3g

14剂,每日1剂,水煎分服。

外治:芷柏扑粉15g,外扑,每日2次。

二诊:2017年3月6日。

患者自诉服药后未见新的皮疹发生,原有皮损红斑色稍减,无明显瘙痒。

查体:胸背部、四肢见散在红斑,脱屑。

舌脉:舌红,苔薄,脉浮数。

中医诊断:寻常型天疱疮,风毒夹湿证。

西医诊断:寻常型天疱疮。

治法:疏风清热,解毒化湿。

内治

方药:自拟方。

羌活 6g 紫苏叶 6g 桑叶 10g 炒葛根 15g 茯苓 10g 陈皮 6g 炒白术 10g 山药 15g 六神曲 15g 炒白芍 10g 黄精 10g 白鲜皮 10g 地肤子 10g 焦栀子 10g 炙甘草 3g

14 剂,每日 1 剂,水煎分服。

按语:天疱疮是一种由免疫功能紊乱引起的严重的大疱性皮肤病。寻常型天疱疮最多见,常发生于中老年人。《外科启玄·天疱疮》记载:"遍身燎浆白疱,疼之难忍,皮破赤沾",其描述与本病类似。本病多因心火旺盛,湿热内阻,两邪交蒸,以致火毒夹湿,内不得泄,外不能出,流溢肌肤之间而成。久病气阴两伤,阴损及阳,可致内脏衰竭而死亡。

本案患者年事已高,免疫力低下,又感染风毒之邪,夹湿蕴阻肌肤而发,故在治疗上予以疏风清热,解毒化湿。方中用羌活、紫苏叶、桑叶、炒葛根以疏散风热之毒;白鲜皮、地肤子、焦栀子重在清热解毒;厚朴、茯苓、陈皮、炒白术、六神曲既健脾利湿,又防清热解毒之药有伤胃之虞;川芎、炒白芍、赤芍凉血行血;黄精、炙甘草补虚,因久病必伤气阴,故用之。天疱疮患者用中药治疗,可以改善病情,增强体质,又可以减少糖皮质激素用量及不良反应,稳定病情。

外用芷柏扑粉,起到收湿止痒之功。全方配合,标本兼治。

第六节 皮肤血管炎

过敏性紫癜

朱某,男,10 岁。

初诊:2018年2月3日。

主诉:双下肢紫斑6日。

现病史:患儿近6日来外出玩耍后出现双足踝部红斑,在外院经治疗后消退(具体用药不详),但未退尽,局部无瘙痒、肿胀、疼痛,无发热史。

既往史:出生史无异常,否认有其他慢性疾病史。

过敏史:否认有药物或者食物过敏史。

刻下:患者双足踝部红斑,胃纳可,二便正常,夜寐好。

查体:双足踝部见散在分布的斑疹,色偏黯紫,压之不退色。

辅助检查:血常规:血小板正常范围。

舌脉:舌红,苔薄,脉浮数。

中医诊断:葡萄疫,血热证。

西医诊断:过敏性紫癜。

治法:疏风解表,凉血通络。

内治

方药:自拟方。

荆芥4g　丹参6g　桑叶6g　白鲜皮6g　川芎3g　陈皮4g　茯苓6g
干芦根10g　炒白芍6g　白茅根10g　炙甘草3g

14剂,每日1剂,水煎分服。

按语:本案患儿出现双下肢紫斑,在外院治疗后有好转,但皮疹退不尽。通过询问病史及查体,考虑为过敏性紫癜,为感受风寒之邪所致。小儿为纯阳之体,复感风寒之邪,内有脏腑积热之毒,两者遇合,郁而化热,热毒盛则脉络受损,血不循经,流溢脉外皮下而成,故在治疗时用荆芥、桑叶疏风散热以解表,芦根、白茅根、炒白芍凉血止血,茯苓、陈皮健脾利湿以防他药伤胃,白鲜皮清热止痒抗过敏,丹参、川芎活血通络以消瘀滞的恶血;炙甘草调和诸药。

第七节　红斑及丘疹鳞屑性皮肤病

一、多形红斑

冯某,男,52岁。

初诊:2017 年 2 月 16 日。

主诉:腹部、大腿部、手臂部出现红斑、瘙痒 2 个月。

现病史:患者双下肢胫侧皮肤瘙痒已有 3 年,反复发作。近 2 个月来,腹部、大腿部、手臂部出现红斑,明显增多,伴瘙痒。

既往史:否认有其他疾病史。

过敏史:否认有药物或者食物过敏史。

刻下:患者腹部、大腿部、手臂部均有红斑,明显增多,伴瘙痒,胃纳可,二便正常,夜寐安好。

查体:腹部、大腿部、手臂部散在红斑,大小不一,触之无疼痛。

舌脉:舌红,苔薄,脉浮数。

中医诊断:猫眼疮,风热证。

西医诊断:多形红斑。

治法:疏风清热,凉血解毒。

内治

方药:自拟方。

羌活 6g 荆芥 6g 桑叶 10g 厚朴 6g 茯苓 10g 陈皮 6g 当归 6g 川芎 5g 炒白芍 10g 牡丹皮 10g 赤芍 10g 白鲜皮 10g 苦参 10g 地肤子 10g 生甘草 3g

14 剂,每日 1 剂,水煎分服。

外治:硫黄霜 + 樟脑霜(1∶1 比例调匀),外涂于皮损处,每日 2 次。

二诊:2017 年 3 月 1 日。

患者自诉服药后腹部、大腿部、手臂部红斑减少,瘙痒减轻,未见新的皮疹发生。

查体:腹部、大腿部红斑少许。

舌脉:舌红,苔薄,脉浮数。

中医诊断:猫眼疮,风热证。

西医诊断:多形红斑。

治法:疏风清热,凉血解毒。

内治

方药:自拟方。

羌活 6g 紫苏叶 6g 桑叶 10g 茯苓 10g 炒白术 10g 陈皮 6g 川

芎 5g 厚朴 6g 当归 9g 牡丹皮 10g 炒白芍 10g 赤芍 10g 苦参 6g
白鲜皮 10g 地肤子 10g 生甘草 3g

14 剂,每日 1 剂,水煎分服。

按语:多形红斑是因机体禀性不耐,或因风寒外袭,以致营卫不和而成,或因风热外感,湿热内蕴,郁于皮肤为病,或火毒炽盛蕴结肌肤所致。类似于中医学的"猫眼疮""雁疮"。

本案患者因风热外感,湿热内蕴,郁于皮肤所致,治以疏风清热,凉血解毒。方中羌活、荆芥、紫苏叶、桑叶疏风清热;川芎、当归、炒白芍、赤芍、牡丹皮养血凉血;厚朴、茯苓、炒白术健脾利湿;白鲜皮、地肤子、苦参清热解毒,燥湿止痒;生甘草调和诸药。全方配伍,疏风清热,凉血解毒。

外用温通活血的樟脑霜和收敛止痒的硫黄霜,使腹部、大腿部、手臂红斑消退,诸痒止。

二、银屑病

(一)寻常型银屑病

案 1: 顾某,男,38 岁。

初诊:2017 年 3 月 23 日。

主诉:全身皮肤红斑伴瘙痒 20 年。

现病史:患者有银屑病史 20 年,反复发作,四季均发。近来周身皮肤红斑,伴瘙痒不适、脱屑,以四肢部为甚。无发热、胸闷等症状。否认其家族有类似疾病史。

既往史:否认有其他疾病史。

过敏史:否认有药物或食物过敏史。

刻下:周身皮肤红斑、瘙痒、脱屑,以四肢部为甚,纳寐俱可,二便如常。

查体:全身散在红斑,皮疹以四肢伸侧为多,伴皮肤干燥、脱屑。右上肢斑块表皮角化。

舌脉:舌质红,苔薄黄,脉浮。

中医诊断:白疕,风热燥邪证。

西医诊断:寻常型银屑病。

治法:祛风清热,润燥止痒。

内治

方药:自拟方。

羌活 6g　苏叶 6g　白芷 5g　薄荷 5g^(后下)　川芎 5g　厚朴 6g　茯苓 10g　苦参 10g　丹参 10g　白鲜皮 10g　地肤子 10g　当归 6g　丹皮 10g 炒白芍 10g　生槐米 15g　炙甘草 3g

14 剂,每日 1 剂,水煎分服。

外治

(1)炉甘石洗剂 100ml+ 复方人工牛黄散 6g,摇匀后外涂于红斑处及瘙痒处,每日 3 次。

(2)润肤膏,外涂于皮肤干燥处,每日 2 次。

二诊:2017 年 4 月 6 日。

药后未见新发皮疹,瘙痒好转。

查体:全身斑疹逐渐减退。

舌脉:舌质红,苔薄黄,脉浮。

中医诊断:白疕,风热燥邪证。

西医诊断:寻常型银屑病。

治法:祛风清热,润燥止痒。

内治

方药:自拟方。

羌活 6g　苏叶 6g　白芷 5g　薄荷 5g^(后下)　川芎 5g　厚朴 6g　茯苓 10g　陈皮 6g　莪术 10g　白鲜皮 10g　地肤子 10g　当归 9g　丹皮 10g 炒白芍 10g　生槐米 15g　炙甘草 3g

14 剂,每日 1 剂,水煎分服。

外治

(1)炉甘石洗剂 100ml+ 复方人工牛黄散 6g,摇匀后外涂于红斑处及瘙痒处,每日 3 次。

(2)润肤膏,外涂于皮肤干燥处,每日 2 次。

按语:银屑病属中医学"白疕"范畴,是以皮肤红斑上反复出现多层银白色干燥鳞屑为主的慢性复发性皮肤病。《医宗金鉴·外科心法要诀》记载:"白疕之形如疹疥,色白而痒多不快,故有风邪客肌肤,亦有血燥难荣外。"而西医学认为其病因不明。故治疗方法虽多,但均不尽如人意。所谓"久病必虚",血虚易生风、生燥,结合银屑病在秋季发病的特点,秋季燥邪当令,易犯皮毛,内因外邪相结合共同致病,且"燥胜则干",故患者自觉皮肤干燥,紧板不舒,脱屑翘起等。方中羌活、苏叶、白芷、薄荷、川芎祛风散邪;当归、白芍养血润燥,丹皮、生槐米清热凉血,寓"治风先治血,血行风自灭"之意。

外用炉甘石洗剂加复方人工牛黄散混匀,清热解毒止痒;润肤膏润燥止痒。内服外治配合,见效显著。

案2:廖某,男,50岁。

初诊:2016年6月18日。

主诉:全身皮疹瘙痒反复5年。

现病史:患者于5年前无明显诱因出现头皮部红斑、脱屑,稍痒,未曾引起重视,皮屑逐渐增多,发至全身,瘙痒秋冬加重,夏季好转。今年发病,全身散在红斑、脱屑,瘙痒,至今未见减轻。否认家族有类似疾病史。

既往史:否认有其他疾病史。

过敏史:否认有药物或者食物过敏史。

刻下:全身皮肤散在红斑、脱屑,以头皮、四肢为多,瘙痒,大便较前偏硬,日行1次,小便正常,睡眠尚可。

查体:体温平,神清,全身见红斑、抓痕,呈散在分布,红斑上覆有银白色鳞屑,剥去鳞屑见点珠状出血,色鲜红,无渗液。

舌脉:舌红,苔薄,脉浮数。

中医诊断:白疕;血热证,复感风邪。

西医诊断:寻常型银屑病。

治法:疏风清热,凉血止痒。

内治

方药:消风散合桑菊饮加减。

桑叶10g　荆芥6g　薄荷5g^(后下)　白蒺藜10g　苏叶6g　苦参10g
茯苓10g　陈皮6g　白鲜皮10g　地肤子10g　厚朴6g　川芎5g　丹参15g
赤芍10g　炒白芍10g

14剂,每日1剂,水煎分服。

外治

（1）润肤膏＋复方蛇床子粉：患处先涂润肤膏后，再外扑复方蛇床子粉，每日2次。

（2）紫荆洗剂30g加热水1 000ml清洗皮疹处，每日1次。

二诊：2016年7月2日。

患者自诉全身红斑稳定，瘙痒减轻，未见新发皮疹，大便通畅，每日1次。

查体：全身见斑块，色红，散在分布，斑疹上覆有白色鳞屑。

舌脉：舌红，苔薄，脉浮数。

中医诊断：白疕；血热证，复感风邪。

西医诊断：寻常型银屑病。

治法：疏风清热，凉血止痒。

内治

方药：消风散合桑菊饮加减。

桑叶10g　白蒺藜10g　苏叶6g　苦参10g　白鲜皮10g　地肤子10g　茯苓10g　蒲公英15g　陈皮6g　炒白术10g　六神曲15g　厚朴6g　川芎5g　当归9g　赤芍10g　牡丹皮10g　炒白芍10g

14剂，每日1剂，水煎分服。

外治

（1）润肤膏＋复发蛇床子粉：患处先涂润肤膏后，再外扑复方蛇床子粉，每日2次。

（2）紫荆洗剂30g加热水1 000ml清洗皮疹处，每日1次。

三诊：2016年7月23日。

患者自诉全身斑疹未见增多，仍有瘙痒。

查体：全身见散在红斑、抓痕，伴白色鳞屑。

舌脉：舌红，苔薄，脉浮数。

中医诊断：白疕；血热证，复感风邪。

西医诊断：寻常型银屑病。

治法：疏风清热，凉血止痒。

内治

方药：消风散合桑菊饮加减。

薄荷5g$^{(后下)}$　荆芥6g　豨莶草10g　苏叶6g　浮萍10g　苦参10g

茯苓 10g　陈皮 6g　白鲜皮 10g　地肤子 10g　厚朴 6g　川芎 5g　丹参 15g
赤芍 10g　牡丹皮 10g　炒白芍 10g　炙甘草 3g

14 剂,每日 1 剂,水煎分服。

四诊:2016 年 8 月 6 日。

患者自诉全身斑块明显减少,稍有瘙痒。

查体:全身散在红色斑块、抓痕,伴少许白色鳞屑。

舌脉:舌红,苔薄,脉浮数。

中医诊断:白疕;血热证,复感风邪。

西医诊断:寻常型银屑病。

治法:疏风清热,凉血止痒。

内治

方药:消风散合桑菊饮加减。

桑叶 6g　荆芥 6g　苏叶 6g　薄荷 5g^(后下)　苦参 10g　白鲜皮 10g
地肤子 10g　茯苓 10g　陈皮 6g　厚朴 6g　川芎 5g　丹参 15g　赤芍 10g
莪术 10g　鸡血藤 15g　生槐米 15g

14 剂,每日 1 剂,水煎分服。

外治

(1)润肤膏,外涂于患处,每日 2 次。

(2)紫荆洗剂 30g 加热水 1 000ml 清洗皮疹处,每日 1 次。

按语:寻常型银屑病是一种常见的慢性复发性炎症性皮肤病,其特征性损害为红色丘疹或斑块上覆有多层银白色鳞屑。《外科证治全书·白疕》:"皮肤燥痒起如疹疥而色白,搔之屑起,渐至肢体枯燥,坼裂血出痛楚"。本病与中医学文献中记载的"白疕""风""蛇虱"相类似。

根据本案患者症状(全身皮疹,瘙痒明显)及体征(斑疹色红,皮屑多,无渗液,舌红,苔薄,脉浮数)考虑为寻常型银屑病,辨证为血热证,复感风邪。在治疗上取消风散合桑菊饮加减以疏风清热,凉血止痒。方中桑叶、荆芥、薄荷、白蒺藜、苏叶疏风清热止痒;苦参、白鲜皮、地肤子清热解毒止痒;茯苓、陈皮、厚朴、川芎、丹参、赤芍、炒白芍健脾行气,活血凉血止痒。全方配合,使风邪从肌表透出,并能清热解毒凉血,使血热之体趋于清凉,自然瘙痒得去,皮疹减少。

外用润肤膏以滋润干燥、脱屑的皮肤,用紫荆洗剂以祛风止痒、杀虫。

另《素问·风论》云:"风者百病之长也。"本案患者虽为银屑病,但其瘙痒严重,考虑患者因复感风邪所致,故在治疗时偏于疏风清热,取得良好疗效。

案3 陆某,男,56岁。

初诊:2017年6月1日。

主诉:全身皮肤红斑伴瘙痒30余年,加重2周。

现病史:患者于30年前在无明显诱因情况下出现头皮部红斑,稍痒,皮损逐渐增多,发至全身,瘙痒加剧,秋冬加重,夏季好转。近2周来病情加重,全身出现红斑、脱屑,伴瘙痒难忍。否认家族有类似疾病史。

既往史:否认有其他疾病史。

过敏史:否认药物及食物过敏史。

刻下:患者全身皮肤有大小不等红斑,干燥,脱屑,瘙痒难耐,纳减,大便偏干,小便正常,夜眠欠安。

查体:全身散在红斑,以四肢伸侧为多,伴皮肤干燥、脱屑。双下肢斑块表皮角化。

舌脉:舌质红,苔薄黄,脉浮。

中医诊断:白疕,风热血燥证。

西医诊断:寻常型银屑病。

治法:祛风清热,润燥止痒。

内治

方药:消风散加减。

羌活6g 防风6g 炒荆芥6g 薄荷5g^(后下) 川芎5g 川朴6g 茯苓10g 苦参10g 丹参15g 白鲜皮10g 地肤子10g 炒白术10g 丹皮10g 炒白芍10g 生槐米15g 炙甘草3g

14剂,每日1剂,水煎分服。

外治:樟脑霜+硫黄霜(1:1比例调匀),外涂于患处,每日2次,早晚各1次。

二诊:2017年6月15日。

药后未见新发皮疹,瘙痒好转。

查体:全身散在红斑,皮疹以四肢伸侧为多,较前减少。皮肤干燥、脱屑改善。双下肢斑块表皮角化。

舌脉:舌质红,苔薄黄,脉浮。

中医诊断:白疕,风热血燥证。

西医诊断:寻常型银屑病。

治法:祛风清热,润燥止痒。

内治

方药:消风散加减。

羌活 6g　防风 6g　炒荆芥 6g　薄荷 5g^(后下)　川芎 5g　川朴 6g　茯苓 10g　苦参 10g　白鲜皮 10g　地肤子 10g　当归 9g　黄精 10g　丹皮 10g　炒白芍 10g　生槐米 15g　炒白术 10g　炙甘草 3g

14 剂,每日 1 剂,水煎分服。

外治。樟脑霜 + 硫黄霜(1:1 比例调匀),外涂于患处,每日 2 次,早晚各 1 次。

三诊:2017 年 6 月 29 日。

药后新疹未发,无明显瘙痒。纳食改善,大便正常。

查体:全身红斑减退,脱屑减少。

舌脉:舌质红,苔薄黄,脉浮。

中医诊断:白疕,风热血燥证。

西医诊断:寻常型银屑病。

治法:祛风清热,润燥止痒。

内治

方药:消风散加减。

羌活 6g　防风 6g　炒荆芥 6g　薄荷 5g^(后下)　川芎 5g　川朴 6g　茯苓 10g　白芷 5g　黄精 10g　白鲜皮 10g　地肤子 10g　当归 9g　丹皮 10g　炒白芍 10g　生槐米 15g　炙甘草 3g

14 剂,每日 1 剂,水煎分服。

外治:樟脑霜 + 硫黄霜(1:1 比例调匀),外涂于患处,每日 2 次,早晚各 1 次。

医嘱:前方继续服用 3 个月,以巩固疗效,预防复发。

按语:寻常型银屑病初起为炎性红色丘疹,范围逐渐扩大或融合成红斑,边界清楚,周围有炎性红晕,基底浸润明显,红斑上有银白色有闪光的鳞屑,鳞屑很易刮除,下面露出淡红色透明的薄膜,轻刮一下即可见到露水珠样的出血。《医宗金鉴·外科心法要诀》:"此证俗名蛇虱,生于皮肤,形如疹疥,色白而痒,搔起白皮。"

根据本案患者的症状及体征,辨证考虑为风热血燥证,治疗以祛风清热,润燥止痒。方中羌活、防风、荆芥、薄荷、川芎等皆有祛风散邪之效;苦参、丹参、丹皮凉血止痒;白鲜皮、地肤子清热止痒;佐以当归、白芍、黄精养血润肤;炙甘草调和诸药为使。外治用樟脑霜加硫黄霜润肤止痒。内服外治配合使用见效显著。

银屑病是一种常见并易复发的慢性皮肤病,发病原因尚不明确,其与感染、空气污染等多种因素有关。在临床上,其可分为寻常型、脓疱型、关节炎型和红皮病型四种类型。上述医案均为寻常型,在银屑病中占90%以上,损害主要在皮肤,常伴有指(趾)甲病变和束发征。本病属中医学"白疕"范畴。由于气血亏损,生风生燥,肌肤失荣,外感风寒风热之邪,以致营卫失和,气血不畅,阻于肌表而发病。当以祛风养血润肌调治,更应该辨病结合辨证,内外合治,效果则相对明显。在治疗过程中,医生要有耐心,患者要有信心。

(二)脓疱型银屑病

李某,男,35岁。

初诊:2015年5月6日。

主诉:双足底部脓疱伴瘙痒1个月。

现病史:1个月前,在无明显诱因情况下,患者双足底部出现成群脓疱,伴片状鳞屑,脱屑后又出现成群的小脓疱,瘙痒明显。否认有类似疾病发作史,平时喜欢饮酒和食用辛辣食物。否认家族遗传病史。

既往史:否认有其他疾病史。

过敏史:否认有药物或者食物过敏史。

刻下:患者双足底部脓疱,伴渗液、鳞屑,瘙痒明显。

查体:双足底足弓部见脓疱大小不一,伴渗液、结痂、片状鳞屑。

舌脉:舌红,苔黄腻,脉数。

中医诊断:白疕,湿热蕴结证。

西医诊断:脓疱型银屑病。

治法:清热利湿,养血止痒。

外治

方药:除湿浸泡方。

黄柏15g　苍术15g　苦参15g　土槿皮15g　白矾15g　猪牙皂10g 土茯苓30g　生百部20g　制川乌10g　黄精10g　当归15g　半枝莲30g 忍冬藤30g

2剂。

用法:1剂中药加冷水1 000ml,浸泡1小时,武火煮沸后改文火煮20 分钟,过滤药渣,将煮好的药水倒入塑料脚盆中,再加500ml白醋,每日浸 泡30分钟,可连续用1周,水温保持25~30℃。

二诊:2015年5月20日。

患者皮损瘙痒减轻,脓疱减少,渗液已止,鳞屑仍较明显。

查体:双足底、足弓部脓疱减少,无明显渗液,鳞屑仍较明显。

舌脉:舌红,苔黄腻,脉数。

中医诊断:白疕,湿热蕴结证。

西医诊断:脓疱型银屑病。

治法:清热利湿,养血止痒。

外治

方药:除湿浸泡方。

黄柏15g　苍术15g　苦参15g　土槿皮15g　白矾15g　猪牙皂10g 土茯苓30g　生百部20g　制川乌10g　黄精10g　当归30g　半枝莲30g 忍冬藤30g　丹参15g　三七15g

2剂。

用法:1剂中药加冷水1 000ml,浸泡1小时,武火煮沸后改文火煮20 分钟,过滤药渣,将煮好的药水倒入塑料脚盆中,再加500ml白醋,每日浸 泡30分钟,可连续用1周,水温保持25~30℃。

2周后诸症好转。

按语:银屑病属于中医学"白疕"范畴,脓疱型银屑病为其中一个分型。 如果其表现为手掌、足跖出现此起彼伏的脓疱、结痂,痂皮脱落后有小片鳞 屑,以后鳞屑下又出现成群的小脓疱,自觉瘙痒或疼痛,病情顽固,反复发 作,则又称掌跖脓疱病。《黄帝内经》中对银屑病就有"白疕""蛇虱""松皮 癣"的论述。《医宗金鉴》记载:"生于皮肤,形如疹疥,色白而痒,搔起白皮,由风气客于皮肤,血燥不能荣养所致"。中医学认为,脓疱型银屑病为外感六淫、内伤七情等致病因素所致的,可按温病的"卫气营血"进行辨证论治,"血热毒邪"是本病的主要病机。

本案患者平时喜欢饮酒和食用辛辣食物,辨证为湿热蕴结证,故治疗用自拟"除湿浸泡方"加半枝莲、忍冬藤以加重清热利湿之效;后脓疱减少,守方加丹参、三七,倍当归,以养血润肤止痒。同时叮嘱患者忌食辛辣油腻之品,平时多温水泡脚,手足尽量避免接触有刺激性和特殊气味的物品。

三、单纯糠疹

张某,女,17 岁。

初诊:2017 年 9 月 2 日。

主诉:颜面部斑块反复数年。

现病史:患者从幼时就有颜面部斑块,反复不退,冬重夏轻;近来斑块随着天气转凉而逐渐增大,伴少许脱屑,发病至今,无瘙痒、疼痛等症状,平时挑食严重,不喜食蔬菜、杂粮。

既往史:否认有其他疾病史。

过敏史:否认有药物或者食物过敏史。

刻下:颜面部斑块,胃纳可,大便每日 1 次,质中,小便正常,夜寐安好。

查体:颜面部见斑块,散在分布,大小不一,较正常肤色偏淡白,伴少量脱屑。

舌脉:舌红,苔薄,脉细数。

中医诊断:吹花癣,风热郁肺证。

西医诊断:单纯糠疹。

治法:疏风清肺热。

内治

方药:枇杷清肺饮加减。

枇杷叶 15g 桑白皮 10g 桑叶 10g 茯苓 10g 陈皮 6g 白鲜皮 10g
地肤子 10g 炒白芍 10g 炒白术 10g 甘草 3g

14 剂,每日 1 剂,水煎分服。

外治:硫黄霜,外涂于患处,每日 1 次,病情好转后隔日 1 次。

按语:单纯糠疹在中医学称"虫斑",是因风热郁肺,上蒸肌肤,或饮食不洁,脾失健运,湿热内生,郁于皮肤而成。在治疗该病时,以清宣肺热、健脾为主。本案方中枇杷叶、桑白皮、桑叶有清肺、疏散风热的作用;茯苓、陈皮、炒白芍、炒白术可健脾利湿;白鲜皮、地肤子清热燥湿,杀虫止痒;甘草调和诸药。

外用硫黄霜止痒杀虫,滋润肌肤。外治结合内服治疗效果好,时间短。

第八节 角化性皮肤病

剥脱性角质松解症

金某,女,50岁。

初诊:2018年6月9日。

主诉:双手皮肤干、脱屑1个月。

现病史:患者近1个月来双手皮肤出现干燥、脱屑,无瘙痒,平时手汗较少,足跟部皮肤也出现干燥、脱屑,无皲裂,反复发作,每逢春末初夏开始发作。

既往史:否认有其他疾病史。

过敏史:否认有药物或者食物过敏史。

刻下:患者双手及足跟部皮肤干燥、脱屑,无瘙痒,无皲裂,胃纳可,大小便正常,夜寐安好。

查体:双手及足跟部皮肤干燥、脱屑。

舌脉:舌红,苔薄,脉浮。

中医诊断:鹅掌风,血虚风燥证。

西医诊断:剥脱性角质松解症。

治法:疏风解表,养血润肤。

内治

方药:当归饮子加减。

当归9g 川芎5g 茯苓10g 炒白芍10g 炒白术10g 陈皮6g 制黄精10g 地肤子10g 荆芥6g 莪术10g 炙甘草3g

14剂,每日半剂,水煎分服。

外治:苯甲酸软膏,外涂于患处,每日2次,早晚各1次。

按语:剥脱性角质松解症是以手掌部表浅性脱屑为特征的季节性皮肤病,好发于春夏或秋冬季节气候变换的时候。皮疹初为针头大小的白色斑点,逐渐扩大,中央自然破裂形成薄纸样鳞屑,其下皮肤正常,多对称地发于手掌,可累及足底。本病易复发,温暖季节可多次发作。

剥脱性角质松解症属于中医学"鹅掌风"范畴,一般认为其多由于饮食不节,过食肥甘厚味,酿生湿热,湿热之邪搏于肌肤所致;或素体阴虚,阴液不足,或脾气不足,气血生化乏源,阴虚血燥,皮肤失于濡养所致。

本案患者素体血虚,肌肤荣养不足,长期手足皮肤干燥。春末夏初风邪较盛、暑邪当令,两者均易耗伤阴血,暑多夹湿,湿阻肌肤,加剧血虚程度,致皮肤失于濡养,出现手足皮肤干燥、脱屑;机体自我修复无力,复失于治疗,则易反复发作,日渐加剧。治疗拟疏风解表,养血润肤,方用当归饮子加减。以当归、川芎、炒白芍、制黄精、莪术养血活血,滋阴润肤,炒白术、茯苓、陈皮健脾胃,因脾胃为后天之本、气血生化之源,脾胃生理功能旺盛,则气血生化有源,肌肤、血脉自然得以充盈,皮肤自然恢复润泽光滑;地肤子、荆芥祛风清热燥湿;炙甘草补中益气,调和诸药。全方用药,标本兼顾,以治本为主,既用四物汤养血,又用茯苓等健脾胃,使气血生化有源;本案外感风邪、暑湿之邪症状不明显,故仅用小剂量荆芥、地肤子以疏风清热燥湿,治其标。

外用苯甲酸软膏软化增生角质层,改善局部症状对症处理。

第九节 毛发及皮肤附属器病

一、斑秃

案1: 邹某,男,53岁。

初诊:2016年6月4日。

主诉:发现头发呈斑块状脱落2周。

现病史:患者于2周前突然发现头发斑块状脱落,无其他不适症状。追问病史,患者近日工作压力大,时有心烦意躁,偶有失眠。

既往史:否认有其他疾病史。

过敏史:否认有药物或者食物过敏史。

刻下：患者头发脱落呈斑块状，饮食正常，二便通畅，偶有失眠。

查体：头皮见一处头发呈斑块状脱落，头皮清晰、光滑，未见发根，局部亦无瘢痕残留。

舌脉：舌红，苔薄，脉弦细。

中医诊断：油风，肝肾不足证。

西医诊断：斑秃。

治法：疏肝理气，补肾养血。

内治

方药：越鞠丸合四物汤、二至丸加减。

川芎 5g 苍术 6g 香附 6g 栀子炭 10g 六神曲 15g 制何首乌 10g 升麻 3g 桑叶 10g 当归 9g 炒白芍 10g 墨旱莲 15g 女贞子 15g 黄精 10g 合欢皮 10g 炒麦芽 15g

14 剂，每日 1 剂，水煎分服。

外治：生发酊，每日 3 次。

二诊：2016 年 6 月 23 日。

患者自诉脱发处似有新发生长，未见新的斑块状脱发。

检查：头皮见一处头发脱落，面积未见扩大，头皮光滑，见细小、绒状头发生长。

舌脉：舌质红，苔薄，脉弦细。

中医诊断：油风，肝肾不足证。

西医诊断：斑秃。

治法：疏肝理气，补肾养血。

内治

方药：越鞠丸合四物汤、二至丸加减。

川芎 5g 苍术 6g 香附 6g 栀子炭 10g 六神曲 15g 制何首乌 10g 升麻 3g 当归 9g 炒白芍 10g 熟地黄 10g 茯苓 10g 炒白术 10g 黄芪 10g 墨旱莲 15g 女贞子 15g 黄精 10g

14 剂，每日 1 剂，水煎分服。

三诊：2016 年 7 月 14 日。

患者自诉心情烦躁已缓解，失眠消失，脱发处有新的黑发生长，未见新的斑块状脱发。

检查:头皮见一处头发脱落,面积未见扩大,头皮光滑度较前不明显,见黑色头发生长,较稀,新发细软。

舌脉:舌质红,苔薄,脉弦细。

中医诊断:油风,肝肾不足证。

西医诊断:斑秃。

治法:疏肝理气,补肾养血。

内治

方药:越鞠丸合四物汤、二至丸加减。

川芎 5g　苍术 6g　六神曲 15g　党参 10g　黄芪 10g　茯苓 10g　炒白术 10g　山药 10g　当归 9g　炒麦芽 15g　升麻 3g　炒白芍 10g　黄精 10g　炙甘草 3g

14 剂,每日 1 剂,水煎分服。

四诊:2016 年 8 月 20 日。

患者自诉脱发处有新的黑发生长,较前明显增多。近来工作繁忙,稍感烦躁。

检查:头皮见一处头发脱落,面积未见扩大,见黑色头发生长,较前明显浓密,新发较长、质软。

舌脉:舌质红,苔薄,脉弦细。

中医诊断:油风,肝肾不足证。

西医诊断:斑秃。

治法:疏肝理气,补肾养血。

内治

方药:越鞠丸合四物汤、二至丸加减。

川芎 5g　苍术 6g　香附 6g　栀子炭 10g　六神曲 15g　山药 15g　升麻 3g　当归 9g　炒白芍 10g　党参 10g　茯苓 10g　炒白术 10g　炙甘草 3g　黄精 10g

14 剂,每日 1 剂,水煎分服。

按语:本案患者在患病前工作压力大,情绪不稳定,伴有失眠,情绪紧张,肝气郁结,过分劳累,耗伤肾精、心血,肝失条达,脾胃运化失司,生化乏源,毛发失养,复外感风热之邪,而致脱发。

治疗拟疏肝理气,补肾养血,方用越鞠丸合四物汤、二至丸加减。初诊时,方中川芎行气活血解血瘀,苍术燥湿运脾解湿郁,香附理气解郁止痛解气郁,栀子炭清热泻火解火郁,六神曲消食导滞解食郁;墨旱莲、女贞子、何首乌、黄精滋阴补益肝肾;升麻为引经药,引诸药上行头部;当归、炒白芍养血活血;桑叶疏风清热;合欢皮解郁,和血,宁心;炒麦芽行气消食,健脾开胃。

二诊时,脱发处有新发生长,未见新的斑块状脱发,外感风热已去,故去桑叶,加用熟地加强滋阴养血;茯苓、炒白术、黄芪健脾益气,使生化有源,气血得充,头发得以荣养。

三诊时,心情烦躁已缓解,失眠消失,脱发处有新的黑发生长,未见新的斑块状脱发,肝气得疏,郁热得散,故去香附、栀子,新发生长,肾精渐充,且何首乌久用恐损肝,故去何首乌、墨旱莲、女贞子、熟地等,改以山药联合黄精补益脾肾,加用党参、炒麦芽增强健脾之力,炙甘草补中益气,调和诸药。

四诊时,脱发处有新的黑发生长,较前明显增多,患者再感烦躁,故加用香附、栀子疏肝理气泻火,去黄芪等,单以四君健脾益气,助运化。外用生发酊,内有参芦、红花、生侧柏叶等 10 余种中药成分,活血化瘀,滋养头发毛囊,促进新发生长。

案2: 朱某,女,12 岁。

初诊:2017 年 5 月 20 日。

主诉:脱发 3 年。

现病史:患者脱发已 3 年,好转后又再发,以两鬓为多。

既往史:否认有其他疾病史。

过敏史:否认有药物或者食物过敏史。

刻下:患者头发斑块脱落,饮食正常,二便通畅,偶有失眠。

查体:头两侧斑块,发稀。

舌脉:舌红,苔薄白,脉浮。

中医诊断:油风,肝肾不足证。

西医诊断:斑秃。

治法:补益肝肾,养血固发。

内治

方药:越鞠丸合四物汤、二至丸加减。

川芎 5g　苍术 6g　香附 6g　焦栀子 10g　炒六曲 15g　墨旱莲 15g 女贞子 15g　山药 15g　黄精 10g　当归 9g　炒白芍 10g　炒白术 10g　升麻 3g

14 剂,每日 1 剂,水煎分服。

外治:生发酊,搽于患处,每日 2 次。

二诊:2017 年 6 月 5 日。

患者自述服药 2 周后头发有脱有生,以额及两鬓脱发为多。

查体:头额及两侧头发稀少,发软。

舌脉:舌红,苔薄白,脉浮。

中医诊断:油风,肝肾不足证。

西医诊断:斑秃。

治法:补益肝肾,养血固发。

内治

方药:越鞠丸合四物汤、二至丸加减。

川芎 5g　苍术 6g　香附 6g　焦栀子 10g　炒六曲 15g　墨旱莲 15g 女贞子 15g　山药 15g　黄精 10g　当归 9g　炒白芍 10g　炒白术 10g　升麻 3g　柴胡 6g

14 剂,每日 1 剂,水煎分服。

按语:本案患者素体气血不足,血虚血热生风,风木摇动,头发反复脱落,血不养神,时有失眠。治拟补益肝肾,养血固发,方用越鞠丸合四物汤、二至丸加减。

初诊时,方用川芎行气活血解血瘀,苍术燥湿运脾解湿郁,香附理气解郁止痛解气郁,焦栀子清热泻火解火郁,六神曲消食导滞解食郁;墨旱莲、女贞子、山药、黄精补益肝肾;当归、炒白芍养血活血;炒白术健脾行气;升麻引经。

二诊时,药后头发有脱有生,以额及两鬓脱发为多,故加用小剂量柴胡疏肝解郁,和解表里。外用生发酊,活血化瘀,滋养头发毛囊,促进新发生长。

斑秃属中医学"油风"范畴,俗称"鬼剃头",是一种头部突然发生局限性斑块状非瘢痕性的脱发,可发生于任何年龄。患者一般无自觉症状,可发生于全身任何长毛部位。其病因尚未明确,西医学认为斑秃的发生与免疫功能紊乱、精神因素、遗传因素、微循环改变等有关。

中医一般认为本病因肝肾不足、毛发失养,或气血亏虚,兼外感风热(《外科正宗·油风》),或瘀血阻塞血路,新血不能养发(《血证论·瘀血》),血热生风,风木摇动,导致毛发脱落所致(《冯氏锦囊秘录》)。上述 2 则医案,或因精神紧张、过分劳累,肝气郁结,耗伤肾精、心血,肝失条达,脾胃运化失司,生化乏源,毛发失养,复外感风热之邪;或年老体衰,气血不足,肝肾亏虚明显,毛发失养,外感风热之邪而致脱发,风邪盛而见脱发反复不愈;或素体气血不足,血虚、血热生风,风木摇动,头发反复脱落;均与肝相关,可见由肝病引起的气郁、血郁、火郁等,《金匮要略·脏腑经络先后病脉证》曰:"见肝之病,知肝传脾,当先实脾",故治疗以越鞠丸调肝理脾为君。方中香附"专属开郁散结气,通十二经气分之药"(《本草求真》),其辛香入肝,理气解郁止痛,主治气郁;《本草崇原》云:"凡欲补脾,则用白术,凡欲运脾,则用苍术",苍术辛苦性温,燥湿运脾,主治湿郁;川芎辛温入肝胆,为血中气药,"上行头目,下调经血,中开郁结,血中气药,调一切气"(《本草汇言》),主治血郁;神曲味甘性温入脾胃,消食导滞,主治食郁;栀子苦寒,清热泻火,主治火郁。香附、川芎、栀子入肝经,神曲、苍术入脾经,肝脾同调,气机通畅,郁滞自然得解。加入各类滋阴补肾、养血健脾药物,如二至丸、四物汤、四君子汤等,使气血精微充足,头发得以濡养,发根稳固。

二、脂溢性脱发

案1:周某,女,25 岁。

初诊:2016 年 12 月 1 日。

主诉:头发脱落增多 5 年。

现病史:患者近 5 年来头发脱落增多,逐渐加剧,未曾治疗,伴头发油腻。

既往史:否认有其他疾病史。

过敏史:否认有药物或者食物过敏史。

刻下:患者头发稀疏,油腻。胃纳正常,大便偏硬,小便正常,夜寐安好。

查体:头发稀疏,油腻,头皮处有较多头屑,发质细软,发色黑。

舌脉:舌红,苔薄,脉濡细。

中医诊断:蛀发癣,肺胃郁热夹湿证。

西医诊断:脂溢性脱发。

治法:宣肺清胃,健脾利湿,补肾固发。

内治

方药:枇杷清肺饮合二至丸加减。

枇杷叶 15g　桑白皮 10g　桑叶 10g　炒山楂 15g　炒白术 10g　茯苓 10g　炒白芍 10g　白鲜皮 10g　地肤子 10g　忍冬藤 30g　炒薏苡仁 15g 当归 9g　陈皮 6g　墨旱莲 10g　女贞子 15g　生甘草 3g

14 剂,每日 1 剂,水煎分服。

二诊:2016 年 12 月 15 日。

患者自诉服用 2 周药后头发脱落减少,但头皮油润伴脱屑,抓后头屑有脱落。

查体:头发稀疏,以头顶部偏稀,头发油腻,伴头屑,发质细软,发色黑。

舌脉:舌红,苔薄,脉濡细。

中医诊断:蛀发癣,肺胃郁热夹湿证。

西医诊断:脂溢性脱发。

治法:宣肺清胃,健脾利湿,补肾固发。

内治

方药:枇杷清肺饮合二至丸加减。

枇杷叶 15g　桑白皮 10g　桑叶 10g　炒山楂 15g　六神曲 15g　炒白术 10g　茯苓 10g　山药 15g　白鲜皮 10g　地肤子 10g　忍冬藤 15g　当归 9g　牡丹皮 10g　墨旱莲 15g　女贞子 15g　生甘草 3g

14 剂,每日 1 剂,水煎分服。

按语:脂溢性脱发属中医学"蛀发癣"范畴。一般认为其多因脏腑湿热内蕴或湿热之邪外侵,郁于肌肤,以致营卫失和,脉络瘀阻,发失所养所致。肺属上焦华盖,主肃降,通调水道,主宣发,外合皮毛。脾胃为后天之本,饮食消化吸收之地。

本案患者肺胃郁热,上不能宣发人体阳气,下不能通调水道,久之则夹湿生热,郁于肌肤,以致营卫失和,脉络瘀阻,发失所养,而见头发油腻,大便偏硬;肾主发,久病致虚。治拟宣肺清胃,健脾利湿,补肾固发,以枇杷清肺饮合二至丸加减。

初诊时,方用枇杷叶、桑白皮、桑叶宣发肺热;茯苓、炒白术、炒薏苡仁、陈皮健脾燥湿理气;炒山楂消食和胃,活血化瘀,去脏腑油腻效果尤佳;忍冬藤清热解毒;当归、炒白芍养血活血;墨旱莲、女贞子补益肝肾;白鲜皮、地肤子清热燥湿以止痒;生甘草清热解毒,调和诸药。全方配伍,使肺胃郁热清除,皮肤湿热得去,肌肤营卫调和,血脉通畅,促进头发生长。

二诊时,症减,脱发减少,头皮部油腻、脱屑仍在,故去陈皮、白芍,加山药、六神曲及牡丹皮增强消食合中,活血化瘀之力,减少忍冬藤用量减轻清热解毒之力。

案2: 许某,女,53岁。

初诊:2017年3月2日。

主诉:脱发2年。

现病史:近2年来,患者出现脱发,反复发作,余无不适,大便3日1次。

既往史:否认有其他疾病史。

过敏史:否认有药物或者食物过敏史。

刻下:患者头发稀疏,伴头皮脱屑,胃纳可,二便正常,夜寐安好。

查体:头部发稀,头顶部更明显,头皮部有均匀的粉末状脱屑,梳发时易于脱落。

舌脉:舌质红,苔薄黄,脉浮数。

中医诊断:蛀发癣,血虚风燥证。

西医诊断:脂溢性脱发。

治法:疏风清热,养血润发。

内治

方药:越鞠丸加减。

川芎5g　荆芥6g　防风6g　苍术6g　香附6g　焦栀子10g　当归6g　炒白芍10g　炒白术10g　牛蒡子10g　金银花10g　制首乌10g　黄精10g　女贞子15g

14剂,每日1剂,水煎分服。

二诊:2017年3月23日。

患者自诉服药2周后头发脱落减少,梳发时头屑有脱落。

检查:头发稀疏,以头顶部明显,头皮部有均匀的粉末状脱屑。

舌脉:舌质红,苔薄黄,脉浮。

中医诊断:蛀发癣,血虚风燥证。

西医诊断:脂溢性脱发。

治法:疏风清热,养血润发。

内治

方药:越鞠丸合二至丸加减。

川芎5g 荆芥6g 防风6g 苍术6g 香附6g 焦栀子10g 当归6g 炒白芍10g 炒白术10g 牛蒡子10g 金银花10g 制首乌10g 黄精10g 女贞子15g 墨旱莲10g 黄连3g

14剂,每日1剂,水煎分服。

三诊:2017年4月6日。

患者自诉服药后头发脱落、脱屑减少。

检查:头皮润,发见增多,发软细,少量皮屑。

舌脉:舌质红,苔薄黄,脉浮。

中医诊断:蛀发癣,血虚风燥证。

西医诊断:脂溢性脱发。

治法:疏风清热,养血润发。

方药:越鞠丸合二至丸加减。

川芎5g 荆芥6g 桑叶10g 苍术6g 香附6g 焦栀子10g 当归6g 炒白芍10g 炒白术10g 枸杞子10g 菟丝子10g 黄精10g 女贞子15g 墨旱莲10g 六神曲15g

14剂,每日1剂,水煎分服。

按语:本案患者发病时年已半百,脱发又脱屑,属气血不足,肝肾亏虚,以致毛发失养;又兼湿热蕴结,肝失疏泄,致头皮脱屑。在治疗上要两者兼顾,采用荆芥、防风、牛蒡子、金银花疏风清热,越鞠丸解郁,二至丸补肾清热,当归、白芍、枸杞子、菟丝子养血活血,补肾养发。再结合日常生活调护,脱发就会减少。

脂溢性脱发,也称男性型脱发、家族性秃发、早年秃发、遗传性脱发、雄性激素源性脱发等,是指在老年之前,于青壮年时期头发过早地逐渐脱落,常从前发缘向后脱落,或头顶部头发稀薄直至除发缘外整个头皮头发全部脱落。脱发常呈进行性,有家族倾向,多见于男性。过早脱发的原因尚未明了,但患者常有较明确的家族史,与遗传因素和血液中有较高水平的雄激素有关。血液中有足量的雄激素是早秃发生发展的重要因素。

本病常伴皮脂溢出,但已证实其与早秃无因果关系。另外,局部因素如帽子太紧、夜间戴压发帽、用过冷(或过热)的水洗头等均非其发病的主要因素。本病常见于 20~30 岁的成人,男性占 80%,女性占 20%。其临床表现为弥漫性头发脱落,以头顶部位明显,头发逐渐脱落,但不脱光,两鬓角也很少出现脱发,头发柔细并失去光泽,患处头皮变薄,可有灼热感、发痒或压痛,以后很难完全再长出新发。

脂溢性脱发在治疗上应从以下两个方面着手,临床效果较好。一是用药物进行辨证治疗。二是注重日常生活调护。患者要消除思想顾虑,减少精神负担,避免过多应用洗发剂及外用刺激性药物;平时多食植物蛋白。植物蛋白可保证毛囊血液供应,防止头发早秃。大豆蛋白是中老年人防止早秃的较佳食品。此外,可选食黑豆、玉米等,常食富含维生素 E 的食物如卷心菜、鲜莴苣、黑芝麻等,因为维生素 E 不仅可抗衰老,还可改善头皮毛囊的微循环,促进毛发生长。还应防止骨胶质的缺乏,可取牛骨(砸碎)0.1kg,加水 0.5kg,用文火煮 1~2 小时,使骨胶质溶解在浓汤中服用。减少纯糖(如蔗糖、甜菜糖)和脂肪的摄入。应多吃素食豆制品、新鲜蔬菜等,并注意摄取含碘、钙、铁多的甲鱼、鲜奶和海带等。

三、痤疮

案1:陆某,女,23 岁。

初诊:2017 年 2 月 4 日。

主诉:颜面部丘疹 3 年。

现病史:患者颜面部出现丘疹、脓点,反复发作,伴口唇干、大便偏干。

既往史:否认有其他疾病史。

过敏史:否认有药物或者食物过敏史。

刻下:颜面部丘疹、脓点,无瘙痒,纳寐俱可,小便如常,大便偏干。

查体:颜面红润伴丘疹,可见散在脓点。

舌脉:舌质红,苔薄,脉浮。

中医诊断:粉刺,肺胃郁热证。

西医诊断:痤疮。

治法:清泻肺胃,健脾化湿。

方药:枇杷清肺饮加减。

枇杷叶 15g 炙桑皮 10g 炒决明 10g 炒山楂 15g 炒黄芩 10g 金银花 10g 青连翘 10g 半枝莲 10g 紫花地丁 15g 炒米仁 15g 当归 9g 炒白芍 10g 赤芍 10g 茯苓 10g 陈皮 6g 生甘草 6g

14 剂,每日 1 剂,水煎分服。

二诊:2017 年 2 月 18 日。

颜面部丘疹减,未退尽,药时腹部不适,伴大便软,额部有近发丘疹。

查体:颜面部红润,可见丘疹。

舌脉:舌质红,苔薄,脉浮。

中医诊断:粉刺,肺胃郁热证。

西医诊断:痤疮。

治法:清泻肺胃,健脾化湿。

方药:枇杷清肺饮加减。

枇杷叶 15g 桑叶 10g 桑皮 10g 炒山楂 15g 金银花 10g 青连翘 10g 半枝莲 15g 紫花地丁 15g 拳参 10g 炒六曲 15g 丹参 10g 炒白芍 10g 炒白术 10g 茯苓 10g 陈皮 6g 炒米仁 15g

14 剂,每日 1 剂,水煎分服。

守方治疗,随证加减,症状逐减好转。

按语:痤疮的病机是火郁于内,发散不出。痤疮即为郁火通过皮肤欲向外发散而成。本案患者正当青年,气血旺盛,血热偏盛,血热上涌,蕴阻肌肤,发于面部,可见丘疹反复,热盛酿脓而见脓点,热久伤阴口干、便干。治拟清泻肺胃,健脾化湿,方用枇杷清肺饮加减。

初诊时,方中枇杷叶、炙桑皮、黄芩清肺胃热;炒决明子润肠通便;金银花、连翘、半枝莲、紫花地丁清热解毒;炒米仁、茯苓、陈皮健脾化湿;当归、赤芍、炒白芍养血润燥,活血化瘀;炒山楂消食和中,活血化瘀;生甘草清热解毒,调和诸药。

二诊时,患者面部皮疹减轻,体内热减,服药时感腹部不适,考虑清热药苦寒碍胃,口干、便干减轻,津亏状况减轻,故去黄芩、决明子、当归、赤芍,加丹参凉血和血、六神曲消食和胃、炒白术健脾和中、拳参清热解毒利湿。

案2：金某,女,30 岁。

初诊:2016 年 5 月 7 日。

主诉:颜面部皮疹伴皮肤油腻数年。

现病史:患者近几年来面部出现丘疹,反复发作,时有脓点伴疼痛,皮肤油腻,烘热,出汗时偶有瘙痒。

既往史:否认有其他疾病史。

过敏史:否认有药物或者食物过敏史。

刻下:患者面部红疹,有脓点伴疼痛,皮肤油腻,胃纳欠佳,大便干结,小便正常,睡眠可。

查体:面部丘疹散在分布,伴有脓点、压痛,皮肤油腻,黑头较多。

舌脉:舌质红,苔薄,脉数。

中医诊断:粉刺,肺经风热证。

西医诊断:痤疮。

治法:疏风宣肺,清热解毒。

内治

方药:枇杷清肺饮加减。

枇杷叶 15g　炙桑白皮 10g　炒决明子 10g　焦山楂 15g　忍冬藤 30g
紫花地丁 15g　半枝莲 15g　草河车 10g　白鲜皮 10g　桑叶 10g　白蒺藜
10g　茯苓 10g　陈皮 6g　六神曲 15g　丹参 15g　炒白芍 10g　川芎 5g

14 剂,每日 1 剂,水煎分服。

二诊:2016 年 5 月 21 日。

患者自诉面部丘疹减少,尚未退净,皮肤油腻减轻,黑头尚有,胃纳好转,大便通畅。

查体:面部红润伴丘疹,未见脓点,黑头尚有。

舌脉:舌质红,苔薄,脉数。

中医诊断:粉刺,肺经风热证。

西医诊断:痤疮。

治法:疏风宣肺,清热解毒。

内治

方药:枇杷清肺饮加减。

枇杷叶 15g　炙桑白皮 10g　焦山楂 15g　桑叶 10g　金银花 10g　连

翘 10g 紫花地丁 15g 半枝莲 15g 草河车 10g 茯苓 10g 炒薏苡仁 15g 陈皮 6g

14 剂,每日 1 剂,水煎分服。

三诊:2016 年 6 月 4 日。

患者自诉面部偶有新皮疹出现,稍痒,皮肤油腻好转,未见脓点。

查体:面部红润伴丘疹、黑头。

舌脉:舌质红,苔薄,脉数。

中医诊断:粉刺,肺经风热证。

西医诊断:痤疮。

治法:疏风宣肺,清热解毒。

内治

方药:枇杷清肺饮加减。

枇杷叶 15g 炙桑白皮 10g 焦山楂 15g 桑叶 10g 金银花 10g 连翘 10g 紫花地丁 15g 半枝莲 15g 炒黄芩 10g 茯苓 10g 当归 9g 赤芍 10g 炒白芍 10g 炙甘草 3g

14 剂,每日 1 剂,水煎分服。

四诊:2016 年 6 月 18 日。

患者自诉面部皮疹明显好转,仅剩少许几处,皮肤油腻亦较前改善。

查体:面部丘疹少许,色红,皮肤稍油腻,黑头不明显。

舌脉:舌质红,苔薄,脉数。

中医诊断:粉刺,肺经风热证。

西医诊断:痤疮。

治法:疏风宣肺,清热解毒。

内治

方药:枇杷清肺饮加减。

枇杷叶 15g 炙桑白皮 10g 炒决明子 10g 焦山楂 15g 桑叶 10g 金银花 10g 连翘 10g 炒黄芩 10g 蒲公英 15g 当归 15g 炒白芍 10g 赤芍 10g 炒白术 10g 炙甘草 3g

14 剂,每日 1 剂,水煎分服。

按语:本案患者虽过青春期,但因压力大、长期精神紧张,致使体内阳盛,肺热熏蒸,循经上熏,血随热行,血热蕴阻肌肤而成。治拟疏风宣肺,清热解毒,方用枇杷清肺饮加减。

初诊时,方中枇杷叶、炙桑白皮清肺热;桑叶、白蒺藜疏风散热,开宣肺气;炒决明子润肠通便;忍冬藤、紫花地丁、半枝莲、草河车清热解毒;丹参、炒白芍、川芎和血化瘀;陈皮、茯苓、焦山楂、六神曲健脾利湿,消食祛油腻;白鲜皮疏风清热,燥湿止痒。

二诊时,面部皮疹减少,尚未退净,皮肤油腻减轻,胃纳好转,大便通畅,体内郁热减轻,津液亏虚状况改善,脾胃运化功能恢复,故予去大剂量忍冬藤,改以金银花、连翘清热解毒;去蒺藜、白鲜皮,单用桑叶疏风清热;去丹参、川芎,改以当归、赤芍凉血和血,增强活血之力;大便已改善,故去决明子;加炒薏苡仁利水渗湿,健脾;面部油腻减轻,痰湿减轻,去六神曲,单用焦山楂消食祛油脂。

三诊时,面部偶有新皮疹出现,稍痒,皮肤油腻好转,未见脓点,肺热渐去,痰湿稍化,故予去草河车减轻清热解毒之力,加黄芩增强清肺热功效,桑叶疏风清热;脾胃功能好转,痰湿渐化,去炒薏仁、陈皮;加用当归、赤芍、白芍养血活血;加用炙甘草补中益气,调和诸药。

四诊时,患者自诉面部皮疹明显好转,仅剩少许几粒,皮肤油腻亦较前改善,肺热尚存,痰湿明显减轻,故予去半枝莲、紫花地丁,加用蒲公英,继续清热解毒,巩固疗效。

案3: 陆某,女,24岁。

初诊:2017年2月4日。

主诉:颜面部丘疹3年,加重2周。

现病史:患者3年来颜面部出现丘疹、脓点,反复发作,伴口唇干、大便偏干,曾经多方寻医,症状始终反复,近2周加重,颜面部丘疹、脓点明显增多,伴瘙痒。

既往史:否认有其他疾病史。

过敏史:否认有药物或者食物过敏史。

刻下:患者无发热,颜面丘疹伴脓点、瘙痒不适,口唇发干,纳可,大便偏干,夜寐尚可。

查体:颜面部散在丘疹伴黄白色脓点。

舌脉:舌红,苔薄,脉浮。

中医诊断:粉刺,肺胃郁热证。

西医诊断:痤疮。

治法:清泻肺胃,健脾化湿。

内治

方药:枇杷清肺饮加减。

枇杷叶 15g　桑白皮 10g　决明子 10g　炒山楂 15g　炒黄芩 10g　金银花 10g　连翘 10g　半枝莲 15g　紫花地丁 15g　熟米仁 15g　当归 9g　炒白芍 10g　赤芍 10g　茯苓 10g　陈皮 6g　甘草 3g

14 剂,每日 1 剂,水煎分服。

二诊:2017 年 2 月 18 日。

药后面部丘疹稍退,但额部亦发丘疹。诉服药时腹不适伴大便软。

查体:颜面部、额部丘疹伴脓点。

舌脉:舌淡,苔薄,脉细。

中医诊断:粉刺,肺胃郁热证。

西医诊断:痤疮。

治法:清泻肺胃,健脾化湿。

内治

方药:枇杷清肺饮加减。

枇杷叶 15g　桑叶 10g　桑白皮 10g　炒山楂 15g　金银花 10g　连翘 10g　紫花地丁 10g　半枝莲 15g　拳参 10g　炒六曲 15g　丹参 10g　炒白芍 10g　炒白术 10g　茯苓 10g　陈皮 6g　熟米仁 15g

14 剂,每日 1 剂,水煎分服。

按语:本案患者肺胃积热,循经上行,血热郁于肌肤,致使颜面部丘疹反复发作;肺胃有热伤津,故口唇干,大便干燥。治拟清泻肺胃,健脾化湿,方用枇杷清肺饮加减而成。

初诊时,方中枇杷叶入肺胃二经,泻肺降火,和胃下气;清热泻肺,解毒消肿以治面部之红丘疹,又可清胃下气以和胃。桑白皮、桑叶泻肺行水,使肺热从小便出;黄芩清肺热;金银花、连翘、紫花地丁、半枝莲清热解毒;当归、炒白芍、赤芍养血润燥,活血化瘀;茯苓、熟米仁、陈皮健脾益气,行气利水;焦山楂消食和胃,活血化瘀;生甘草清热解毒,调和诸药。

二诊时,面部丘疹稍退,但额部亦发丘疹。诉服药时腹不适伴大便软,故予去决明子、黄芩、当归、赤芍,加拳参增强清热解毒,六神曲增强消食祛脂,丹参凉血和血,炒白术健脾行气燥湿,桑叶祛风清热。诸药合用,共奏清利泻肺,解毒消肿,和胃健脾之功。

痤疮是一种毛囊皮脂腺的慢性炎症性疾病,以粉刺、丘疹、脓疱、结节、囊肿及瘢痕为其特征。其皮损好发于颜面部,尤其是前额、双颊和颏部,亦见于上胸、肩胛间背部及肩部等皮脂腺丰富部位,偶尔也可发生于其他部位,呈对称分布,但在颜面部中央尤其是鼻部及眼眶周围常无损害。其发病与雄激素、皮脂分泌增加、毛囊皮脂腺管过度角化、腺管内痤疮丙酸杆菌移生、炎性介质及炎症有关,属中医学"粉刺"范畴。

一般认为其因肺经风热,熏蒸于肌肤,搏结不散而成;或因过食膏粱厚味、辛辣之品,脾胃蕴积湿热,上熏于肺,外犯肌肤而成。

上述 3 则医案,或因气血旺盛,血热偏盛,血热上涌,蕴阻肌肤;或因体内阳盛,肺热熏蒸,循经上熏,血随热行,血热蕴阻肌肤;或因肺胃积热,循经上行,血热郁于肌肤。其病机均与肺胃有热相关,故治以枇杷清肺饮加减为主,以清泻肺胃,加紫花地丁、半枝莲、金银花、连翘、拳参等加强清热解毒之效;当归、赤芍、白芍、丹参等凉血活血,化瘀散结,散壅滞之血热;茯苓、陈皮、生白术、薏苡仁等健脾胃化痰湿,防苦寒碍胃;焦山楂、六神曲等消食和胃,活血化瘀。

第十节　色素障碍性皮肤病

一、黄褐斑

陈某,女,35 岁。

初诊:2016 年 5 月 7 日。

主诉:颜面部斑疹伴色素沉着 3 年。

现病史:患者近 3 年来面部出现斑疹,反复发作,伴色素沉着,日渐加剧。患者自诉行"子宫肌瘤切除术"后,面部随即出现色斑,平时无瘙痒红肿。目前,面部色斑,伴神疲乏力,易烦躁不安。

既往史:否认有其他疾病史。3 年前有"子宫肌瘤切除术"史。

过敏史:否认有药物或者食物过敏史。

刻下:面部色斑,伴神疲乏力,胃纳一般,大便不畅,日行1次,夜寐尚可。

查体:双侧面颊色斑,呈深褐色,对称分布。

舌脉:舌质胖,色淡红,苔薄,脉弦细。

中医诊断:鼾黑斑,脾虚湿热、气滞血瘀证。

西医诊断:黄褐斑。

治法:健脾补气,活血化瘀。

内治

方药:八珍汤加减。

当归9g　炒白芍10g　川芎5g　太子参10g　茯苓10g　炒白术10g　香附6g　焦栀子10g　陈皮6g　六神曲15g　桑叶10g　枇杷叶15g　苍术6g　炙甘草3g

14剂,每日1剂,水煎分服。

二诊:2016年5月21日。

患者自诉面部斑疹减小,色素沉着变淡,大便通畅,每日1次,烦躁亦好转,神疲乏力仍明显。

查体:双侧面颊色斑,呈褐色,较前变淡,对称分布。

舌脉:舌质胖,色淡红,苔薄,脉弦细。

中医诊断:鼾黑斑,脾虚湿热、气滞血瘀证。

西医诊断:黄褐斑。

治法:健脾补气,活血化瘀。

内治

方药:八珍汤加减。

当归9g　炒白芍10g　赤芍10g　川芎5g　党参10g　茯苓10g　炒白术10g　山药15g　香附6g　苍术6g　焦栀子10g　六神曲15g　枳壳6g　炙甘草3g

14剂,每日1剂,水煎分服。

三诊:2016年6月4日。

患者自诉面部斑疹减小,色素沉着变淡,但出现新皮疹,伴疼痛。

查体:双侧面颊色斑,呈淡褐色,对称分布,局部见新发丘疹,色红,触之疼痛。

舌脉:舌质红,苔薄,脉细数。

中医诊断：鼸黑斑，脾虚湿热、气滞血瘀证。

西医诊断：黄褐斑。

治法：健脾补气，活血化瘀。

内治

方药：四物汤合枇杷清肺饮加减。

当归 9g　炒白芍 10g　赤芍 10g　川芎 5g　炒白术 10g　茯苓 10g　枳壳 6g　枇杷叶 15g　桑白皮 10g　桑叶 10g　金银花 10g　连翘 10g　半枝莲 15g　草河车 10g　紫花地丁 15g

14 剂，每日 1 剂，水煎分服。

按语：黄褐斑是一种面部的色素沉着病，特征为黄褐色斑片，分布于面。清代《外科证治全书·面部证治》中说："面尘（又名鼸黑斑，又名鼸黑），面色如尘垢，日久煤黑，形枯不泽，或起大小黑斑与面肤相平。"本病多见于妊娠期、长期服用避孕药、生殖器疾患以及月经紊乱的妇女。本病多由肝气郁结，日久化热，熏蒸于面而生；冲任失调，肝肾不足，虚火上炎所致，或因慢性疾病，营卫失和，气滞血凝而成，或由脾失健运，湿热内生而致病。

本案患者以往有子宫肌瘤史，而且患者脾气急躁，肝气郁结，气滞血凝而生子宫肌瘤，虽后经手术切除，但气滞血凝之证仍存在，加之术后失于调理，出现脾气亏虚，脾失健运，湿热内生。故辨证其为脾虚湿热，气滞血瘀。治疗取方八珍汤加减以健脾补气，活血化瘀。方中当归、炒白芍、川芎、香附以养血活血化瘀；四君子汤、六神曲、陈皮、山药以健脾补气利湿；用枇杷叶、桑叶、焦栀子以疏风清热排毒。

三诊时好转，但出现新皮疹，一派热象，故在治疗时加金银花、连翘、紫花地丁、半枝莲、草河车清热解毒。李杲在《脾胃论》中常用"风药升阳"，其解释为借肺气宣降之力，助脾升清之功。故在治疗脾虚湿热型黄褐斑时加用桑叶、枇杷叶等祛风热药以助脾升清之功。

二、白癜风

沈某，男，24 岁。

初诊：2017 年 1 月 26 日。

主诉：鼻梁处白斑 2 个月。

现病史：患者发现鼻梁处出现白斑 2 个月，无发热、胸闷等症状。

既往史:否认有其他疾病史。

过敏史:否认有药物或食物过敏史。

刻下:鼻梁处白色斑块,无瘙痒,纳寐俱可,二便如常。

查体:鼻梁处白斑,表面光,边界清。

舌脉:舌质红,苔薄,脉浮。

中医诊断:白驳风,气虚不和证。

西医诊断:白癜风。

治法:补益肝肾,调和气血。

内治

方药:自拟方。

墨旱莲 10g　女贞子 15g　黄精 10g　桑叶 10g　川芎 5g　当归 9g　炒白芍 10g　熟地黄 10g　六曲 15g　香附 6g　炙草 6g　焦栀子 10g　苍术 6g

14 剂,每日 1 剂,水煎分服。

外治:乌梅 30g,加适量白酒浸泡后搽患处,每日 2 次。

二诊:2017 年 2 月 16 日。

药后稳定,皮损白斑有好转。

查体:鼻梁处白斑。

舌脉:舌质红,苔薄,脉浮。

中医诊断:白驳风,气虚不和证。

西医诊断:白癜风。

治法:补益肝肾,调和气血。

方药:自拟方。

墨旱莲 10g　女贞子 15g　黄精 10g　桑叶 10g　川芎 5g　当归 9g　炒白芍 10g　熟地黄 10g　六神曲 15g　香附 6g　炙甘草 6g　焦栀子 10g　苍术 6g

14 剂,每日 1 剂,水煎分服。

按语:白癜风是一种常见的后天局限性或泛发性皮肤色素脱失病,中医学称之为"白驳风"或"白癜风"。《医宗金鉴·外科心法要诀》曰:"风邪相搏于皮肤,致令气血失和"。现代研究其发病机制多为肝郁气滞、肝肾不足、气血失和。

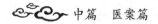

　　本案患者通过墨旱莲、女贞子、熟地黄、黄精、白芍补益肝肾,香附、川芎、当归、甘草、白芍调和气血,结合乌梅酒浸后涂搽患处,收到较好疗效。

第十一节　瘙痒性皮肤病

一、老年瘙痒症

顾某,男,78岁。

初诊:2017年5月4日。

主诉:全身瘙痒1个月。

现病史:患者从上个月起开始出现全身瘙痒,昼轻夜重,否认以往有类似发作史。

既往史:有高血压史10年,长期服用缬沙坦分散片,血压稳定;否认有其他疾病史。

过敏史:否认有药物或食物过敏史。

刻下:患者皮肤干燥、瘙痒,抓之瘙痒加剧,伴见抓痕,饮食正常,大便干,略黏腻,睡眠一般。

查体:神清,体温平,营养中等,皮肤干燥脱屑,以背部为明显,伴见抓痕。

舌脉:舌质红,苔薄黄微腻,脉数。

中医诊断:风瘙痒,血虚风燥证。

西医诊断:老年瘙痒症。

治法:养血活血,祛风止痒。

内治

方药:当归饮子加减。

黄芪30g　当归10g　荆芥5g　防风5g　炒白术10g　川芎10g　赤芍10g　夜交藤15g　苦参10g　蒺藜10g　浮萍10g　甘草3g　鸡血藤30g

14剂,每日1剂,水煎分服。

二诊:2017年5月18日

药后症减,瘙痒好转,大便通畅,无黏腻,皮肤干燥好转,抓痕减少。

查体:背部见少许抓痕,无明显丘疹,皮肤较前无明显干燥。

舌脉:舌质红,苔薄黄,脉细数。

中医诊断:风瘙痒,血虚风燥证。

西医诊断:老年瘙痒症。

治法:养血活血,祛风止痒。

内治

方药:当归饮子加减。

黄芪 30g　当归 10g　荆芥 5g　防风 5g　炒白术 10g　川芎 10g　赤芍 10g　夜交藤 15g　苦参 10g　蒺藜 10g　浮萍 10g　甘草 3g　鸡血藤 30g 丹参 15g

14 剂,每日 1 剂,水煎分服。

三诊:2017 年 6 月 1 日。

药后症减,瘙痒基本缓解,大便通畅,无黏腻,皮肤干燥好转,抓痕明显减少。

查体:背部见少许抓痕,无明显丘疹,皮肤较前无明显干燥。

舌脉:舌质红,苔薄,脉细数。

中医诊断:风瘙痒,血虚风燥证。

西医诊断:老年瘙痒症。

治法:养血活血,祛风止痒。

内治

方药:当归饮子加减。

黄芪 30g　当归 10g　荆芥 5g　防风 5g　炒白术 10g　川芎 10g　赤芍 10g　夜交藤 15g　苦参 10g　炒蒺藜 10g　浮萍 10g　甘草 3g　鸡血藤 30g　丹参 15g

14 剂,每日 1 剂,水煎分服。

按语:老年人多体质虚弱,气血不足,又加秋燥,皮肤气血不能濡养,故皮肤干燥,或因每日洗澡时用肥皂或沐浴露清洗,也可致皮肤表面缺少保护层,致皮肤干燥。白天阳气升发,气血运行通畅,夜间寒气重,肌肤气血运行受阻,故昼轻夜重。方中以黄芪、当归、鸡血藤养血补血,荆芥、防风祛风,夜交藤、炒蒺藜养肝清热,佐以丹参活血,甘草调和诸药。三诊时患者瘙痒基本缓解。

二、结节性痒疹

徐某,女,62岁。

初诊:2017年2月16日。

主诉:全身皮肤瘙痒反复发作8年。

现病史:患者8年前全身皮肤出现瘙痒,反复发作,先从下肢开始,搔抓后出现皮疹、结块,逐渐发至腹部等其他地方。

既往史:患者素有手指及膝关节炎病史;否认有其他疾病史。

过敏史:否认有药物或者食物过敏史。

刻下:患者腹部、两下肢均有大小不一的丘疹、结节,剧烈瘙痒,抓破后出现结痂,胃纳可,二便正常,夜寐安好。

查体:腹部、两下肢部散在硬结,大小不一,质中偏硬。

舌脉:舌红,苔薄,脉浮数。

中医诊断:马疥,湿热夹瘀证。

西医诊断:结节性痒疹。

治法:疏风清热,活血化瘀。

内治

方药:自拟方。

羌活6g　桑叶10g　紫苏叶6g　蒺藜10g　厚朴6g　茯苓10g　陈皮6g　炒白术10g　六神曲15g　当归6g　川芎5g　炒白芍10g　苦参10g　白鲜皮10g　地肤子10g　莪术10g　炙甘草3g

14剂,每日1剂,水煎分服。

外治:硼酸软膏+樟脑霜(1∶1比例调匀),外涂于患处,每日2次,早晚各1次。

二诊:2017年3月1日。

患者自诉服药后腹部、两下肢部硬结减少,瘙痒减轻,未见新的皮疹发生。

查体:腹部、两下肢部散在硬结。

舌脉:舌红,苔薄,脉浮数。

中医诊断:马疥,湿热夹瘀证。

西医诊断:结节性痒疹。

治法:疏风清热,活血化瘀。

内治

方药:自拟方。

羌活 6g 紫苏叶 6g 桑叶 10g 茯苓 10g 陈皮 6g 炒白术 10g 厚朴 6g 川芎 5g 当归 6g 炒白芍 10g 白鲜皮 10g 地肤子 10g 苦参 10g 豨莶草 10g 续断 10g 狗脊 10g 炙甘草 3g

14 剂,每日 1 剂,水煎分服。

按语:结节性痒疹是以散在的褐色半球形坚实丘疹为特征的慢性瘙痒性皮肤病。患者大都为过敏体质,病情顽固,缠绵难愈,多见于成年女性。

本案患者因素体不耐,脏腑失调,气血凝滞,湿热内蕴,痰湿结聚而发病,故辨为湿热夹瘀证。

治疗以清热利湿,活血化瘀为主。羌活、紫苏叶、桑叶、蒺藜疏散体表皮肤之热,开泄毛孔,使体内湿热毒邪从体表出;白鲜皮、地肤子、苦参、豨莶草清热解毒止痒;川芎、当归、炒白芍、莪术以活血化瘀,化解体内瘀毒;续断、狗脊补益肝肾,强筋骨。

外用硼酸软膏、樟脑霜滋润受损皮肤,形成保护膜。

第三章　其他

一、瘢痕疙瘩

浦某,男,20 岁。

初诊:2017 年 7 月 31 日。

主诉:右下肢胫侧出现结块 4 个月。

现病史:患者 4 个月前因跌伤后在右下肢胫侧形成瘢痕,伴局部瘙痒。瘢痕每出现瘙痒,患者即抓之,抓后又见刺痛,日久则见瘢痕增粗、增大,每次饮酒和饮食辛辣后则患处瘙痒加剧。

既往史:否认有其他疾病史。

过敏史:否认有药物或者食物过敏史。

刻下:患者右下肢胫侧形成结块伴刺痛,胃纳可,大便每日 1 次,质中,小便正常,夜寐安好。

查体:右下肢胫侧近膝处见结块,呈红褐色,质中偏硬,边界清,重按有压痛。

舌脉:舌红,边有瘀斑,苔薄,脉细数。

中医诊断:蟹足肿,气滞血瘀证。

西医诊断:瘢痕疙瘩。

治法:行气活血化瘀。

内治

方药:四物汤加减。

丹参 15g　炒白芍 10g　赤芍 10g　川芎 5g　当归 9g　鸡血藤 15g
三棱 10g　莪术 10g　茯苓 10g　陈皮 6g　白鲜皮 10g　地肤子 10g

14 剂,每日 1 剂,水煎分服。

外治:炉甘石洗剂 100ml+ 复方人工牛黄散 6g,每日 3 次。

按语:瘢痕疙瘩是一种原发或损伤后引起皮肤上结缔组织增生的皮肤疾病。中医学认为其是因先天营卫失和或疮疡、刀伤、手术、烧伤、轻微擦伤后,气血凝滞不散所致,故在治疗时以理气活血,化瘀散结为主。治疗以丹参、炒白芍、赤芍、川芎、当归、鸡血藤、三棱、莪术活血化瘀散结;茯苓、陈皮健脾行气,因脾主肌肉,瘢痕疙瘩均长于肌肤皮肉,故需行气健脾;患者又伴有瘙痒,故用白鲜皮、地肤子清热止痒。外用炉甘石洗剂加复方人工牛黄散以清热燥湿止痒。本病应避免因过度搔抓引起局部瘢痕疙瘩并感染。

二、口腔溃疡

柳某,男,63岁。

初诊:2016年1月7日。

主诉:口腔溃疡反复发作2个月。

现病史:患者近2个月来口腔屡发溃疡,伴疼痛,曾多次在当地医院治疗,口服抗生素,维生素 B_2 等,症状时有好转,但反复发作,以劳累为诱因。目前口腔内又有溃疡,隐隐疼痛,饮食时疼痛加剧,伴精神差,易疲劳。

既往史:否认有其他疾病史。

过敏史:否认有药物或者食物过敏史。

刻下:患者口腔内黏膜溃疡隐痛,进食时疼加剧,胃纳欠佳,二便通畅,夜寐安好。

查体:口腔黏膜色红,舌尖部有数枚红点,触之疼痛。

舌脉:舌红,苔薄,脉细数。

中医诊断:口疮,气阴两虚证。

西医诊断:口腔溃疡。

治法:益气健脾,养血滋阴。

内治

方药:八珍汤加二至丸加减。

太子参10g　炒白术10g　云茯苓10g　炒白芍10g　怀山药15g　全当归6g　大川芎5g　墨旱莲15g　女贞子15g　枳壳6g　台乌药10g　干芦根15g

14剂,每日1剂,水煎分服。

二诊:2016年1月21日。

患者自诉口腔溃疡疼痛明显好转,溃疡已消失,胃纳好转。

查体:口腔黏膜色红,无肿胀,局部黏膜未见溃破。舌胖边有齿痕,舌红苔薄,脉细数。

舌脉:舌红,苔薄,脉细数。

中医诊断:口疮,气阴两虚证。

西医诊断:口腔溃疡。

治法:益气健脾,养血滋阴。

处方:八珍汤加二至丸加减。

太子参10g　炒白术10g　云茯苓10g　炒白芍10g　怀山药15g　六神曲15g　全当归6g　墨旱莲15g　女贞子15g　净枳壳6g　台乌药10g　制黄精10g　大川芎5g

14剂,每日1剂,水煎分服。

三诊:2016年2月4日

患者服药1个月,口腔溃疡未见复发。饮食正常,精神较前明显好转。

查体:口腔黏膜色稍红。

舌脉:舌红,舌胖边有齿痕,苔薄,脉细数。

中医诊断:口疮,气阴两虚证。

西医诊断:口腔溃疡。

治法:益气健脾,养血滋阴。

内治

方药:八珍汤加二至丸加减。

太子参10g　炒白术10g　云茯苓10g　怀山药15g　全当归6g　大川芎5g　墨旱莲15g　女贞子15g　净枳壳6g　小黄连5g　肉桂5g　六神曲15g　广陈皮6g　制黄精10g

14剂,每日1剂,水煎分服。

按语:本案为反复发作的口疮患者。因患者年事已高,脾气虚弱,气化运行失司,致气血生成不足,子病及母,故心气亏虚,虚火上炎,故发口腔溃疡,以舌尖部多发(舌尖属心)。心脾亏虚,故疲劳后易复发。治疗用太子参、炒白术、云茯苓、怀山药补气健脾;全当归、大川芎、炒白芍养血补血;墨旱莲、女贞子、干芦根滋养阴血;净枳壳、台乌药行气活血,防止补气血太过而成瘀。

二诊时,患者口腔溃疡已愈合,但口腔黏膜仍时有疼痛,胃纳有好转,但未恢复正常,故去芦根,加用六神曲、黄精健脾补气消食。

三诊时,患者已精神好转,胃纳正常,口腔溃疡亦未复发,黏膜疼痛消失。故予原方去炒白芍、乌药,加黄连、肉桂清心火,引火归原;加陈皮行气健脾,以防补气血太过而停滞于脾中。本病在临床较常见,初期一般都不会引起患者重视,等到反复发作数次后患者才会想到用中医来根治,故在治疗时必须问清楚病史,辨证论治,正确选方用药。

三、腱鞘囊肿

许某,女,77岁。

初诊:2016年1月21日。

主诉:右手腕肿块伴酸痛半年。

现病史:患者于半年前右手腕部出现酸痛,未曾治疗及休息,不久后酸痛处出现肿块,反复发作,仍未引起重视。近日肿块增大,提重物疼痛加剧,才来就诊。追问病史,有明显劳损史。

既往史:否认有其他疾病史。

过敏史:否认有药物或者食物过敏史。

刻下:患者右手腕肿块伴酸痛,干活时疼痛加剧,胃纳正常,二便通畅,夜寐安好。

查体:右手腕掌侧扪及肿块,边界清楚,质中,活动可,与皮肤无粘连。局部肤色正常,重按酸痛明显,伴放射性疼痛,延及上臂。

舌脉:舌红,苔薄,脉濡细。

中医诊断:筋瘤,痰凝血瘀证。

西医诊断:腱鞘囊肿。

治法:活血化瘀,养肝补肾。

内治

方药:独活寄生汤合腱鞘合剂(笔者医院经验方)加减。

桑寄生15g 续断10g 金狗脊10g 杜仲10g 炒白芍10g 炒白术10g 茯苓10g 六神曲15g 陈皮6g 连钱草15g 虎杖10g 全当归6g 羌活6g

14剂,每日1剂,水煎分服。

外治:四虎消肿软膏(四虎散调入止痛消炎软膏中),外敷于患处,每日1次。

按语:腱鞘囊肿又称肌腱瘤,属于中医学"筋瘤"范畴。《灵枢·刺节真邪》:"虚邪之入于身也深,寒与热相搏,久留而内著……有所疾前筋,筋屈不能伸,邪气居其间而不反,发为筋瘤。"筋瘤容易发生在手腕附近、足踝附近等处。根据"肝主筋"的理论,本病与肝气郁结和肝火有关。肝藏血、主筋,筋脉依赖于肝血的柔养,则屈伸功能和运行气血功能正常。因郁怒伤肝,化火灼伤阴血,或年老体弱肝血亏虚,筋脉失其柔养,而血燥筋挛,气滞痰结和瘀血阻滞而成筋瘤。

本案患者右手腕有明显的劳损史,常年的劳作使筋骨受损,肌腱过度拉扯而结缔组织增生,血液运行不畅,形成囊肿。"肝主筋,肾主骨",患者年事已高,肝肾亏虚,阴血不足,筋骨失于濡养滋润,更易受损,日久血燥筋挛,气滞痰结和瘀血阻滞形成囊肿。

对于本病,在治疗上要标本兼治,养肝补肾为本,活血化瘀为标。《薛氏医案·论瘤》:"若怒肝动肝火,血涸而筋挛,其自筋肿起,按之如筋,久而或有血缕,名曰筋瘤,用六味地黄丸、四物、山栀、木瓜之类。"《外科正宗·瘿瘤论》:"肝统筋,怒动肝火,血燥筋挛曰筋瘤……川芎、当归、白芍、生地、青皮、黄连、芦荟…各五钱。"因本案患者年事已高,肝肾阴血亏虚,筋脉失于濡养,故以桑寄生、续断、狗脊、杜仲、炒白芍补肾养肝,强健筋骨;血燥筋挛,致气滞痰结,故用炒白术、茯苓、六神曲、陈皮健脾利湿,行气化痰;瘀血阻滞,用连钱草、当归、虎杖、羌活以活血化瘀,祛风除湿;其中,羌活善治上半身肢节疼痛,故又为引经药。

外用四虎消肿软膏具有温经散寒,散结化瘀,消肿止痛之功效。

四、腘窝囊肿

任某,女,62岁。

初诊:2018年3月31日。

主诉:左腘窝结块2年。

现病史:患者于2年前在无意中发现左腘窝部有结块,未曾做任何检查的情况下,以脂肪瘤治疗,未治愈。近1周来左腘窝有酸痛感,结块增大。

查 B 超示:左腘窝见液性占位。

既往史:否认有其他疾病史。

过敏史:否认有药物或食物过敏史。

刻下:左腘窝结块伴酸痛感,无关节活动不利。

查体:左下肢腘窝处扪及结块,触之有囊性感,大小约 5cm×6cm,肤色正常,重按有酸痛,站立时肿块明显,屈膝时肿块向腘窝内陷。

舌脉:舌质红,苔薄,脉浮。

中医诊断:筋瘤,气虚寒湿凝滞证。

西医诊断:腘窝囊肿。

治法:祛风散寒,补气强筋骨。

内治

方药:独活寄生汤加减。

桑寄生 15g　独活 6g　续断 10g　狗脊 10g　牛膝 10g　连钱草 15g
威灵仙 15g　野蔷薇根 15g　当归 15g　炒白芍 10g　炒白术 10g　桂枝 6g
炙黄芪 10g　络石藤 15g　鸡血藤 15g　炙甘草 3g

14 剂,每日 1 剂,水煎分服。

外治:四虎消肿软膏,外敷于患处,每日 1 次。

二诊:2018 年 4 月 14 日。

药后结块缩小,无明显不适,酸胀减少。

查体:左腘窝结块较前变小,大小约 4cm×5cm,按之囊性感,无压痛。

舌脉:舌质红,苔薄,脉浮。

中医诊断:筋瘤,气虚寒湿凝滞证。

西医诊断:腘窝囊肿。

治法:祛风散寒,补气强筋骨。

内治

方药:独活寄生汤加减。

桑寄生 15g　独活 6g　续断 10g　狗脊 10g　牛膝 10g　连钱草 15g
威灵仙 15g　野蔷薇根 15g　当归 15g　炒白芍 10g　炒白术 10g　桂枝 6g
炙黄芪 10g　络石藤 15g　鸡血藤 15g　炙甘草 3g　千年健 15g

14 剂,每日 1 剂,水煎分服。

外治:四虎消肿软膏,外敷于患处,每日 1 次。

三诊:2018 年 4 月 30 日。

药后结块缩小,无明显不适,酸胀减少。

查体:左腘窝结块较前变小,大小约 3cm×4cm,按之囊性感,无压痛。

舌脉:舌质红,苔薄,脉浮。

中医诊断:筋瘤,气虚寒湿凝滞证。

西医诊断:腘窝囊肿。

治法:祛风散寒,补气强筋骨。

内治

方药:独活寄生汤加减。

槲寄生 15g　独活 6g　续断 10g　狗脊 10g　牛膝 10g　连钱草 15g 川芎 5g　野蔷薇根 15g　当归 15g　炒白芍 10g　炒白术 10g　桂枝 6g 炙黄芪 10g　络石藤 15g　鸡血藤 15g　炙甘草 3g　莪术 10g

14 剂,每日 1 剂,水煎分服。

外治:四虎消肿软膏,外敷于患处,每日 1 次。

四诊:2018 年 5 月 14 日。

药后结块缩小,无明显不适,酸胀减少。

查体:左腘窝结块较前变小,大小约 2.5cm×3.5cm,按之囊性感,无压痛。

舌脉:舌质红,苔薄,脉浮。

中医诊断:筋瘤,气虚寒湿凝滞证。

西医诊断:腘窝囊肿。

治法:祛风散寒,补气强筋骨。

内治

方药:独活寄生汤加减。

槲寄生 15g　独活 6g　续断 10g　狗脊 10g　牛膝 10g　连钱草 15g 川芎 5g　野蔷薇根 15g　当归 15g　炒白芍 10g　炒白术 10g　桂枝 6g 炙黄芪 10g　络石藤 15g　莪术 10g　炙甘草 3g　细辛 3g

14 剂,每日 1 剂,水煎分服。

外治:四虎消肿软膏,外敷于患处,每日 1 次。

五诊:2018 年 5 月 28 日。

药后结块明显缩小,酸痛已缓解。

查体:左腘窝扪及扁平结块,质中、软,大小约 1.2cm×1.6cm。

舌脉:舌质红,苔薄,脉浮。

中医诊断:筋瘤,气虚寒湿凝滞证。

西医诊断:腘窝囊肿。

治法:祛风散寒,补气强筋骨。

内治

方药:独活寄生汤加减。

连钱草 15g　虎杖 10g　野蔷薇根 15g　槲寄生 15g　独活 6g　续断 10g　狗脊 10g　川芎 5g　当归 15g　牛膝 10g　炙黄芪 10g　细辛 3g　炒白芍 10g　炒白术 10g　炙甘草 3g

14 剂,每日 1 剂,水煎分服。

2 个月后电话随访,患者诉囊肿已消散,久站久行均无不适。

按语:腘窝囊肿形态大多为圆形,突出皮肤表面为半圆形,一般多位于真皮及皮下组织。因有囊壁包裹,故边缘光滑整齐,与周围组织粘连少,故触之光滑有弹性及囊性感,其表面皮肤多无炎症,而呈正常皮色。一般发展有局限性,不会无限扩大,造成局部压迫症状。中医学认为本病由于气滞血瘀,湿浊缠绵,恶瘀内阻而形成积聚。因久病致肝肾不足,无以滋养筋骨,致气血失和,瘀滞经络,久则成结块。

方中独活能入足少阴肾经,温通血脉;桑寄生、威灵仙、络石藤补肝肾而驱风湿;续断、狗脊、牛膝、补肝肾强筋骨;桂枝、细辛、鸡血藤温阳通络;当归、川芎、白芍、莪术活血养血;黄芪、白术、甘草健脾利水;甘草兼使药,调和诸药。所以本方既能祛风寒湿邪,又能补正气。

另以四虎消肿软膏外敷温经祛寒,散结化瘀,效果显著。

五、退行性骨关节病

邹某,女,73 岁。

初诊:2016 年 5 月 5 日。

主诉:右膝酸胀 1 个月。

现病史:患者自诉近 1 个月来右膝关节酸胀乏力,日渐加剧,站立稍久就出现右足跟麻木,遇寒加剧。以往有类似发作史,年轻时有右膝关节劳损史,近 3 个月否认有外伤史。

既往史:否认有其他疾病史。

过敏史:否认有药物或者食物过敏史。

刻下:患者右膝关节酸胀乏力,胃纳一般,二便正常,睡眠可。

查体:患者右膝处皮肤正常,皮肤温度正常,局部未扪及肿块,无肿胀,关节活动欠利。

舌脉:舌质淡,苔薄,脉沉细。

中医诊断:骨痹,脾肾亏虚、寒凝气滞证。

西医诊断:退行性骨关节病。

治法:健脾补肾,行气散寒。

内治

方药:独活寄生汤加减。

独活 6g　羌活 6g　槲寄生 15g　续断 10g　狗脊 10g　络石藤 15g 鸡血藤 15g　制川乌 6g^(先煎)　延胡索 6g　川楝子 10g　太子参 10g　炒白术 10g　茯苓 10g　当归 6g　炒白芍 10g　炙甘草 3g

7 剂,每日 1 剂,水煎分服。

二诊:2016 年 5 月 12 日。

患者自觉右膝酸胀减轻,关节活动较前有好转,但站立稍久就出现,右足跟麻木仍有,乏力明显。

查体:患者右膝处皮肤正常,皮肤温度正常,局部未扪及肿块,无肿胀,关节活动欠利。

舌脉:舌质淡,苔薄,脉沉细。

中医诊断:骨痹,脾肾亏虚、寒凝气滞证。

西医诊断:退行性骨关节病。

治法:健脾补肾,行气散寒。

内治

方药:独活寄生汤加减。

独活 6g　羌活 6g　槲寄生 15g　续断 10g　狗脊 10g　怀牛膝 10g　络石藤 15g　鸡血藤 15g　制川乌 6g^(先煎)　延胡索 6g　川楝子 10g　党参 10g 炙黄芪 10g　炒白术 10g　茯苓 10g　当归 6g　炒白芍 10g　炙甘草 3g

14 剂,每日 1 剂,水煎分服。

三诊:2016 年 5 月 26 日。

患者自觉右膝酸胀减轻,关节活动较前有好转,站立稍久右足跟麻木较前减轻,右踝乏力明显,近2日偶有胸闷头晕。

查体:患者右膝处皮肤正常,皮肤温度正常,局部未扪及肿块,无肿胀,右踝关节轻压痛。

舌脉:舌质淡,苔薄,脉沉细。

中医诊断:骨痹,脾肾亏虚,寒凝气滞证。

西医诊断:退行性骨关节病。

治法:健脾补肾,行气散寒。

内治

方药:独活寄生汤加减。

独活6g　槲寄生15g　续断10g　狗脊10g　络石藤15g　鸡血藤15g　制川乌6g^(先煎)　延胡索6g　川楝子10g　党参10g　炙黄芪10g　炒白术10g　茯苓10g　茯苓皮15g　山药15g　当归9g　炒白芍10g　瓜蒌皮10g

14剂,每日1剂,水煎分服。

四诊:2016年6月16日。

患者自觉胸闷头晕,右膝酸胀均缓解,关节活动较前有好转,右足跟麻木偶有,右下肢乏力明显好转。

查体:患者右膝处皮肤正常,皮肤温度正常,局部未扪及肿块,无肿胀,右踝关节轻压痛。

舌脉:舌质淡,苔薄,脉细。

中医诊断:骨痹,脾肾亏虚、寒凝气滞证。

西医诊断:退行性骨关节病。

治法:健脾补肾,行气散寒。

内治

方药:独活寄生汤加减。

独活6g　槲寄生15g　续断10g　狗脊10g　淫羊藿10g　怀牛膝10g　延胡索6g　川楝子10g　党参10g　炙黄芪10g　炒白术10g　茯苓10g　陈皮6g　山药15g　当归9g　炒白芍10g

14剂,每日1剂,水煎分服。

按语:骨痹是因风寒湿邪久羁或者年老体衰,骨失滋养,骨质脆弱所致。临床常见肢体麻木无力,骨节疼痛,甚者大关节僵硬变形,行走活动受限。相当于西医学的"退行性骨关节病"。

本案患者年逾七旬,加之年轻时有右膝关节劳损史,脾肾不足,气血亏虚,无以滋养骨髓,所以出现右膝关节酸胀乏力,站立稍久就出现右足跟麻木。本案患者右膝关节遇寒加剧,说明关节内有寒湿羁留;舌质淡,苔薄,脉沉细,均为脾肾亏虚,寒凝气滞征象。予以健脾补肾,行气散寒,取方独活寄生汤加减。治疗以独活、羌活、制川乌祛风散寒,尤以制川乌散寒之效为最;延胡索、川楝子、络石藤、鸡血藤、当归、炒白芍行气活血通络;桑寄生、狗脊、续断、淫羊藿、怀牛膝补肾强筋骨;党参、炙黄芪、炒白术、茯苓健脾利湿;炙甘草调和诸药。全方配合,既祛风寒湿邪,又补脾肾,标本兼治。

六、关节痛

赵某,女,63 岁。

初诊:2017 年 3 月 23 日。

主诉:双手手指麻木 1 周。

现病史:近 1 周来,患者自觉双手冷,手指麻木,手掌干涩。

既往史:否认有其他疾病史。

过敏史:否认有药物或食物过敏史。

刻下:双手手指麻木、冷痛,手掌干涩,食欲一般,二便如常。

查体:双手手指冷伴关节活动时痛,面色黄,关节活动可。

舌脉:舌淡,苔薄,脉细。

中医诊断:痹证,气滞血瘀证。

西医诊断:关节痛。

治法:活血化瘀,行气止痛。

内治

方药:自拟方。

桂枝 6g　桑枝 15g　当归 9g　炒白芍 10g　川芎 5g　羌活 6g　桑寄生 15g　千年健 15g　炙黄芪 10g　茯苓 10g　陈皮 6g　续断 10g　狗脊 10g　细辛 3g

14 剂,每日 1 剂,水煎分服。

二诊:2017 年 4 月 6 日

服药后双手手指麻木改善,冷痛未好转。

查体:双手手指冷,手指关节活动时痛。

舌脉:舌淡,苔薄,脉细。

中医诊断:痹证,气滞血瘀证。

西医诊断:关节痛。

治法:活血化瘀,行气止痛。

内治

方药:自拟方。

桂枝 6g　桑枝 15g　当归 9g　炒白芍 10g　川芎 5g　羌活 6g　槲寄生 15g　千年健 15g　炙黄芪 10g　茯苓 10g　陈皮 6g　续断 10g　狗脊10g　细辛 3g　杜仲 10g

14 剂,每日 1 剂,水煎分服。

按语:痹证是以肢体肌肉、筋骨、关节发热、酸痛、麻木、重着、屈伸不利,甚或关节红肿、灼热、疼痛等为主要临床表现的病证。一般发病比较缓慢,往往呈进行性或不规则发作性。其主要因正气不足,感受风、寒、湿、热之邪所致。其中尤以风、寒、湿三者杂至而致病者为多。其病机主要为经络阻滞,气血运行不畅,日久不愈,病邪入经络而病及脏腑。治疗以祛风散寒、除湿清热以及活血舒筋通络为基本原则,后期还应配以补益正气之法。

本案患者年 63 岁,双手手指麻木 1 周,伴手冷,手掌干涩,面色偏黄,舌淡,苔薄,脉细,证属痹证之气滞血瘀证,治以活血祛瘀,行气止痛,搜风通络。方中桂枝、细辛散寒除湿;陈皮、茯苓利水;续断、桑枝、千年健、槲寄生、狗脊补肝肾,强筋骨;当归、白芍、川芎、黄芪补益气血,羌活祛风通络;诸药合用,共奏功效。

二诊时患者症状明显改善,仍有双手发冷不适,在前方基础上加用杜仲补肝肾,强筋骨,壮腰膝,温阳祛寒,效果更佳。

七、跟痛症

徐某,女,67 岁。

初诊:2016 年 11 月 10 日。

主诉:右足跟部疼痛半年。

现病史:患者于半年前右足跟部出现疼痛,休息后症状缓解,多走后疼痛加剧,未曾治疗及好好休息,另有右膝关节及左肩关节疼痛,反复发作,仍未引起重视。近日右足跟部疼痛加剧,发作频繁,休息后亦缓解不明显,疼痛以针刺为主,在外院 X 线摄片提示"右足跟骨刺"。追问病史,有明显劳损史。

既往史:否认有其他疾病史。

过敏史:否认有药物或者食物过敏史。

刻下:患者右足跟部疼痛,多走后疼痛加剧。胃纳正常,二便通畅,夜寐安好。

查体:右足跟部压痛明显,伴放射性疼痛,延及小腿部,局部肤色正常,未扪及明显肿块。

舌脉:舌红,边有少许瘀点,苔薄,脉濡细。

中医诊断:骨痹,肝肾不足、气滞血瘀证。

西医诊断:跟痛症。

治法:养肝补肾,行气活血化瘀。

内治

方药:独活寄生汤加减。

桑寄生 15g　续断 10g　金狗脊 10g　千年健 15g　炒白芍 10g　炒白术 10g　茯苓 10g　陈皮 6g　连钱草 15g　延胡索 6g　川楝子 10g　虎杖 10g　川芎 5g　全当归 9g　羌活 6g　独活 6g　细辛 3g

14 剂,每日 1 剂,水煎分服。

外治:四虎消肿软膏,外敷于患处,每日 1 次。

二诊:2016 年 11 月 24 日。

患者自诉用药 2 周后右足跟部疼痛好转,多走后疼痛较前减轻。

查体:右足跟部压痛较前好转,局部肤色正常,未扪及明显肿块,伴放射性疼痛缓解,未延及小腿部。

舌脉:舌质红,边有少许瘀点,苔薄,脉濡细。

中医诊断:骨痹,肝肾不足、气滞血瘀证。

西医诊断:跟痛症。

治法:养肝补肾,行气活血化瘀。

内治

方药:独活寄生汤加减。

桑寄生 15g　续断 10g　金狗脊 10g　千年健 15g　炒白芍 10g　连钱

草 15g 延胡索 6g 川楝子 10g 虎杖 10g 川芎 5g 全当归 9g 羌活 6g 独活 6g 细辛 3g 生黄芪 10g 甘草 3g

14 剂,每日 1 剂,水煎分服。

三诊:2016 年 12 月 8 日。

患者自诉右足跟部疼痛明显好转,多走后疼痛尚可忍受,发作频率减少。

查体:右足跟部压痛不明显,局部肤色正常,未扪及明显肿块,无放射性疼痛。

舌脉:舌质红,边有少许瘀点,苔薄,脉濡细。

中医诊断:骨痹,肝肾不足、气滞血瘀证。

西医诊断:跟痛症。

治法:养肝补肾,行气活血化瘀。

内治

方药:独活寄生汤加减。

桑寄生 15g 续断 10g 金狗脊 10g 千年健 15g 炒白芍 10g 连钱草 15g 延胡索 6g 川楝子 10g 虎杖 10g 川芎 5g 全当归 9g 羌活 6g 独活 6g 细辛 3g 茯苓 10g 甘草 3g

14 剂,每日 1 剂,水煎分服。

按语:跟痛症又名"骨刺",古称"骨赘",属于中医学"骨痹"范畴,是一种慢性骨质生长异常退行性疾病,发病以中老年人居多,好发于脊椎、髋、膝关节、跟骨结节等处,尤以颈椎、足跟骨节处发病居多。本病多因风、寒、湿三气杂合,侵入肌肉,筋络关节,客于经脉,邪气壅阻,气滞血瘀,关节磨损所致;或因跌仆挫伤,损伤骨络;或低头弯腰,或行走站立过度所致。凡此种种,尤其在肝肾亏虚时极易诱发本病。

"肝主筋,肾主骨",而且本案患者年事已高,肝肾亏虚,阴血不足,筋骨失于濡养滋润,更易受损,日久骨质失养,血燥骨枯,气滞痰结和瘀血阻滞形成骨刺。

本病的治疗要标本兼治,养肝补肾为本,活血化瘀为标。因患者年事已高,肝肾阴血亏虚,筋脉失于濡养,予桑寄生、续断、狗脊、杜仲、炒白芍补肾养肝,强健筋骨;血燥筋挛,致气滞痰结,故用炒白术、茯苓、陈皮、延胡索、川楝子健脾利湿,行气化痰;瘀血阻滞,用连钱草、当归、虎杖、羌活、独活以活血化瘀,祛风除湿;其中,羌活、独活擅长祛风,治全身肢节疼痛,故又为引经药。全方配伍,标本兼治,既补益肝肾,又行气活血。中医治疗遵循活血化瘀,消肿止痛的原则,既可祛除致病的寒湿外邪,又可疏通经络,调和气血。

八、痛风性关节炎

案1 陈某,男,80 岁。

初诊:2018 年 4 月 9 日。

主诉:右手中指肿胀、疼痛 1 个月余。

现病史:近 1 个多月来,患者右手中指出现肿胀、疼痛,于 10 日前自行溃破后,流出石灰浆一样的物质,未曾去医院治疗,结痂后右手指肿胀仍有,疼痛有好转,体检查血尿酸偏高。原有痛风史多年,未曾正规治疗及长期服药,饮食也未曾注意。

既往史:否认有其他疾病史。

过敏史:否认有药物或者食物过敏史。

刻下:患者右手中指肿胀,活动时疼痛加剧,纳食正常,二便通畅。

查体:右手中指肿胀,肤色红,有压痛,无波动,关节活动受限。

舌脉:舌红,苔薄,脉浮细。

中医诊断:痹病,湿热阻络证。

西医诊断:痛风性关节炎。

治法:清热利湿,活血通络。

内治

方药:自拟方。

连钱草 15g　虎杖 10g　独活 6g　槲寄生 15g　续断 10g　狗脊 10g
丹参 10g　炒白芍 10g　赤芍 10g　络石藤 15g　忍冬藤 15g　炒苍术 6g
六神曲 15g　炙甘草 3g

14 剂,每日 1 剂,水煎分服。

外治:金黄消肿软膏,外敷,每日 1 次。

按语:痛风性关节炎属中医学"痹证"范畴,又名"历节风",认为其病因病机是脾肾亏虚,运化失职,湿浊内聚;或情志不遂,忧思气结,气滞血瘀;或饮食不节,恣食肥甘,运化受阻,湿热内生;或外受风寒湿热邪毒,气血经络受阻,从而使痰凝、气滞、血瘀,阻滞于筋骨、经脉、皮内之间,痹阻气血,而致关节、筋骨、肌肉疼痛,甚至内脏损伤,主要是肾的损伤。治疗应急则治其标,以清热利湿,祛风通络为主;缓则治其本,以补益肝肾,祛瘀通络为主。

本案患者既往有痛风病史,此次为急性发作,在治疗时既用连钱草、虎杖、独活、忍冬藤、炒苍术清热利湿,祛风通络;又用丹参、炒白芍、赤芍、络石藤活血化瘀以通络;狗脊、续断、槲寄生以补益肝肾。全方配伍全面,标本兼治。

案2: 费某,女,81 岁。

初诊:2018 年 5 月 12 日。

主诉:右手指肿痛 1 周。

现病史:近 1 周以来,患者右手食指、中指出现关节肿痛,逐渐加重,引及左手食指。

既往史:否认有其他疾病史。

过敏史:否认有药物或食物过敏史。

刻下:右手食指、中指关节肿痛,左手食指亦痛。

查体:右手食指及中指、左手食指关节红肿、触痛。

舌脉:舌质红,苔薄,脉浮。

中医诊断:痹病,风湿热证。

西医诊断:痛风性关节炎。

治法:祛风除湿,清热止痛。

内治

方药:独活寄生汤加减。

连钱草 15g　虎杖 10g　忍冬藤 15g　独活 6g　槲寄生 15g　元胡 6g　川楝子 10g　当归 9g　炒白芍 10g　炒白术 10g　茯苓 10g　陈皮 6g　六神曲 15g

7 剂,每日 1 剂,水煎分服。

外治:金黄消肿软膏,每日 2 次,早晚各外敷 1 次。

二诊:2018 年 5 月 19 日。

患者服药后好转,痛减,大便软。

查体:右手食指、中指肿,左手食指肿,触之痛。

舌脉:舌质红,苔薄,脉浮。

中医诊断:痹病,风湿热证。

西医诊断:痛风性关节炎。

治法:祛风除湿,清热止痛。

内治

方药:独活寄生汤加减。

连钱草 15g 虎杖 10g 忍冬藤 15g 独活 6g 槲寄生 15g 元胡 6g 川楝子 10g 当归 9g 炒白芍 10g 炒白术 10g 茯苓 10g 陈皮 6g 六神曲 15g 炒山楂 15g

14 剂,每日 1 剂,水煎分服。

外治:金黄消肿软膏,每日 2 次,早晚各外敷 1 次。

三诊:2018 年 6 月 2 日。

患者服药后好转,痛减。

查体:右手食指、中指肿,左手食指肿,无明显触痛。

舌脉:舌质红,苔薄,脉浮。

中医诊断:痹病,风湿热证。

西医诊断:痛风性关节炎。

治法:祛风除湿,清热止痛。

内治

方药:独活寄生汤加减。

连钱草 15g 虎杖 10g 忍冬藤 15g 车前草 10g 独活 6g 槲寄生 15g 元胡 6g 川楝子 10g 当归 9g 炒白芍 10g 炒白术 10g 茯苓 10g 陈皮 6g 六神曲 15g 炒山楂 15g 山药 15g

14 剂,每日 1 剂,水煎分服。

按语:痛风是一种因嘌呤代谢紊乱所致的疾病,临床表现为高尿酸血症及由此而引起的急性痛风性关节炎反复发作、痛风石沉积、慢性痛风石性关节炎和关节畸形,并常累及肾脏,引起慢性间质性肾炎和尿酸结石形成。根据病因,其可分为原发性和继发性两大类,多见于 40 岁以上男性,绝经期后的妇女也有发生。本病常由于酒食失节、过劳、受寒或感染等多种因素复发,以春秋季发作较多,且常在午夜突然发病。大多缺乏病因调治,因而不容易根治,晚期常伴肾功能不全。

痛风属中医学的"痹证""历节风""腰痛"等范畴。其多因风热之邪与湿相并,合邪为患,或素体阳盛肝旺,或酒食失节,蕴生痰热,均可致风湿热邪,或风夹痰热,滞留经络关节,痹阻气血,而为风湿热痹。风寒夹湿,袭入经络,凝涩气血,经气不通,而发为风寒湿痹。痹病日久不愈,气血运行不畅日甚,则痰浊瘀血痼结经络,而致关节刺痛、结节、畸形等症。邪恋伤正,脾肾阳虚,终致固摄无权,精微下泄,形体衰惫。

本案患者治疗以连钱草、虎杖清热解毒,散瘀消肿止痛;独活温通血脉;桑寄生补肝肾,强筋骨,除风湿,通经络;元胡、川楝子疏肝通络止痛;当归、白芍活血养血;白术、茯苓、陈皮健脾利湿;忍冬藤清热解毒,疏风通络。诸药合用,共奏清热解毒,散瘀止痛之功。另以金黄消肿软膏外敷以活血消肿。三诊过后,患者关节肿痛改善,继续用药。

痛风性关节炎的治疗应遵循急则治其标、缓则治其本的原则。两则医案中都用了连钱草、虎杖清热解毒,散瘀消肿止痛;桑寄生补肝肾,强筋骨,除风湿,通经络;白芍活血养血;忍冬藤清热解毒,疏风通络。另以金黄消肿软膏外敷以活血消肿对症治疗。内外施治减轻患者临床痛症的同时,调补本元,活血养血。待痛风症状缓解后,要治本,防复发。目前,痛风的病因已明确,主要是因尿酸增高引起,其治疗方法是控制尿酸增高,先要从饮食控制,不吃含嘌呤高的食物,多饮水,适当进行体育运动,局部注意保暖,必要时服用降尿酸药物,在服药时要经常检查血尿酸水平,防止尿酸水平过低,因尿酸水平过低也对人体健康不利。

下篇 外用医方篇

一、疮毒消肿丹

（一）处方

蟾酥 60g　生大黄 60g　乳香 30g　青木香 30g　血竭 30g　葶苈子 30g　雄黄 30g　人造牛黄 60g　月石 30g　没药 30g　陈小粉 30g　朱砂 60g　冰片 60g

（二）处方来源与依据

经验方。

（三）制备工艺

1. 将葶苈子和糯米置锅内用文火焙,待米熟后去米备用。

2. 将青木香、生大黄粉碎后过 100 目筛。

3. 将乳香、没药、血竭、冰片与木香、大黄粉混合后粉碎,过 100 目筛的药备用,没有过筛的药再加入雄黄、月石、葶苈子、蟾酥、陈小粉一半粉碎,过 100 目筛,没有过筛的药再加入余下来陈小粉粉碎,使其全部过 100 目筛。

4. 将粉碎后的药粉与朱砂、人造牛黄混合备用。

5. 用上药粉加入冷开水拌成糊状,制成锭,待晾干后密封备用。

注意:在粉碎药粉时因乳香、没药、冰片、血竭有黏性,粉碎时一定要加干药粉,防止药被粘在粉碎机内。

（四）作用与用途

清热解毒,消肿止痛。适用于蛇虫咬伤、疖肿、丹毒、带状疱疹。

（五）用法

用冷开水或白酒溶开后,涂抹患处。每日 2~3 次（儿童和皮肤薄的地方宜用冷开水溶开或研磨成墨汁状）。

二、黛军软膏

（一）处方

大黄 1 000g　青黛粉 150g　凡士林 5 000g

（二）处方来源与依据

经验方。

（三）制备工艺

1. 将生大黄、青黛粉碎过 100 目筛,备用。

2. 凡士林用文火熔化,冷却至 50℃时投入药粉,搅拌均匀至冷却,即得。

（四）作用与用途

清热,解毒,消肿。适用于一切肿疡和溃疡。

（五）用法

将软膏摊于纱布或棉纸上敷贴于患处。

三、复方长皮膏

（一）处方

广丹 3.6g　煅石膏 12g　象皮 4.8g　生月石 12g　冰片 0.4g　密陀僧 2.4g　当归 120g　麻油 1 500g　紫草 18g　西占 24g　蜂蜡 250g　凡士林加至 3 000g

（二）处方来源与依据

经验方。

（三）制备工艺

1. 将象皮刨片加入石膏粉一起炒至微黄,加入月石、冰片、密陀僧、广丹研磨过 80 目筛,备用。

2. 当归、紫草投入麻油浸 48 小时,用文火煎至当归焦黄,滤出药油备用。

3. 将药油、药粉投入已熔化的西占、蜂蜡、凡士林中,拌和均匀,冷却即得。

（四）作用与用途

祛腐生新。适用于指外伤、外伤感染、褥疮后期(新肉已现)。

（五）用法

将软膏摊于纱布或棉纸上敷贴。每日 1 次。

四、三青散

（一）处方

青黛 5g　黄升 30g　熟石膏 90g

（二）处方来源与依据

经验方。

（三）制备工艺

1. 先将青黛、黄升共研细粉。

2. 再加入石膏,入臼磨机研成细粉,过 100 目筛即得。

（四）作用与用途

清热拔毒。适用于各种疮疡,腐脓未脱者。

（五）用法

撒粉于患处,或做纸钉引流。

五、桃花散

（一）处方

轻粉 50g　煅石膏 100g　广丹 5g　冰片 4g

（二）处方来源与依据

经验方。

（三）制备工艺

1. 先将轻粉、广丹研细至未见轻粉亮点为度。

2. 将石膏粉碎过 80 目筛。

3. 上药全部入臼磨机,研细过 100 目筛即得。

（四）作用与用途

祛腐拔毒。适用于溃疡(疮面腐肉不脱,渗液少)、疖、有头疽等。

（五）用法

撒粉于疮面,外贴软膏或太乙膏。

六、红三厘

（一）处方

红升丹 30g　广丹 10g　石膏 90g

（二）处方来源与依据

经验方。

（三）制备工艺

1. 石膏煅成半生半熟(约 50% 熟),用粉碎机打成细粉。

2. 将上药混合,置臼磨机内研细,过100目筛即得。

（四）作用与用途

拔毒祛腐。适用于各种溃疡。

（五）用法

撒粉于疮面,或做纸钉引流,外贴软膏。

七、生肌散

（一）处方

轻粉 15g　血竭 15g　制甘石 100g　冰片 6g

（二）处方来源与依据

经验方。

（三）制备工艺

1. 先将轻粉研细至无亮点为度。

2. 将血竭打碎成粗粉（或加入制甘石一起研成粗粉）。

3. 上 4 味药混合入臼磨机磨细,过 120 目筛即得。

（四）作用与用途

收敛生肌。适用于溃疡,腐肉已尽,新肉渐长时。

（五）用法

撒粉于疮面上或用凡士林调成 25% 油膏。

八、无汞生肌散

（一）处方

血竭 20g　制甘石 100g　冰片 4g

（二）处方来源与依据

经验方。

（三）制备工艺

1. 将生甘石用三黄汤煅成制甘石,备用。

2. 将上 3 味药粉碎（或臼磨）过 100 目筛即得。

（四）作用与用途

敛疮生肌。尤适用于皮肤对汞过敏患者。

（五）用法

撒粉用,或用凡士林调成 20% 软膏。

九、红玉散

（一）处方

依沙吖啶 5g　石膏 250g

（二）处方来源与依据

经验方。

（三）制备工艺

1. 将石膏煅至五分熟,打粉,过 80 目筛,备用。

2. 两药混合后,放入臼磨机中研细,过 100 目筛即得。

（四）作用与用途

杀菌,消毒,收敛。适用于各种溃疡。

（五）用法

撒粉用,或调配成软膏。

十、耳疔散

（一）处方

枯矾 30g　飞月石 9g　黄连 6g　冰片 6g　青黛 6g

（二）处方来源与依据

经验方。

（三）制备工艺

1. 用明矾及月石分别炒至枯松无结晶为度(炒后分别称为枯矾、飞月石)。

2. 上药研细,过 100 目筛即得。

（四）作用与用途

消肿,解毒,收敛。适用于甲沟炎、中耳炎。

（五）用法

将粉用麻油调成薄糊状涂于患处。每日 2 次。

十一、金箍散

（一）处方

五倍子 40g　黄柏 20g　白芷 40g　生半夏 20g　生川乌 20g　甘草 20g　生草乌 20g　狼毒 20g　生南星 20g

（二）处方来源与依据

《外科正宗》。

（三）制备工艺

1. 先将五倍子除去外毛，打碎除中间杂质。

2. 各药称准后混合，入粉碎机打成细粉即得。

（四）作用与用途

消肿软坚，箍毒。适用于痈疽、痰毒肿块。

（五）用法

用黑药肉制成 30% 硬膏，或用凡士林调成 30% 软膏使用。

十二、回阳玉龙散

（一）处方

生草乌 30g　白芷 10g　生南星 10g　赤芍 10g　干姜 20g　肉桂 10g

（二）处方来源与依据

《医宗金鉴》。

（三）制备工艺

1. 上药除肉桂外，用烘箱干燥。

2. 共入粉碎机打成细粉，过 100 目筛即得。

（四）作用与用途

温经散寒，止痛。适用于一切阴疽、风寒型关节痛。

（五）用法

用黑药肉制成 30% 硬膏贴于患处，或用凡士林制成 30% 软膏。

十三、四虎散

（一）处方

生首乌　生草乌　生南星　生半夏　等量

（二）处方来源与依据

经验方。

（三）制备工艺

混合后用粉碎机打成细粉,过 80 目筛即得。

（四）作用与用途

温经祛寒,散结化瘀。适用于关节痛、腱鞘炎、囊肿。

（五）用法

制成 10% 硬膏或软膏敷贴患处。每 1~2 日换 1 次。

十四、烫伤乳剂

（一）处方

Ca(OH)$_2$ 溶液上清液 30ml　麻油 30ml

（二）处方来源与依据

经验方。

（三）制备工艺

1. 生石灰投放到清水里令其发生反应,待到反应停止,石灰浆完全澄清后,取上清液。

2. 上清液与麻油两液体混合即得。

（四）作用与用途

凉血消肿,祛腐生肌,止痛。适用于Ⅰ度烧伤、Ⅱ度烧伤。

（五）用法

清洁皮肤后,取适量本品涂于患处。每日 3~4 次。

十五、地榆软膏

（一）处方

生地榆 75g　生大黄 75g　凡士林 850g

（二）处方来源与依据

经验方。

（三）制备工艺

1. 地榆、大黄研细粉,过 100 目筛。

2. 凡士林熔解后加入药粉调匀。

（四）作用与用途

泻火，解毒，生肌。适用于水火烫伤、电灼伤、化学灼伤。

（五）用法

清洁皮肤后，用药膏摊于棉纸上敷患处。每日 1 次。

十六、复方土槿皮酊

（一）处方

土槿皮酊 50ml　水杨酸 6g　苯甲酸 12g

50% 乙醇加至 100ml

（二）处方来源与依据

笔者医院制剂手册。

（三）制备工艺

1. 将 20g 土槿皮浸泡在 100ml 的 50% 乙醇中 2 周，沉淀、过滤，取药液。

2. 药液中加入水杨酸、苯甲酸，再加入 50% 乙醇至 100ml。

（四）作用与用途

抗真菌。适用于体癣、手足癣（限于成人用）。

（五）用法

清洁皮肤后，搽于患处（皮肤破损不宜）。每日 1~2 次。

十七、苯甲酸软膏

（一）处方

苯甲酸 6g　水杨酸 12g　凡士林 100g

（二）处方来源与依据

经验方。

（三）制备工艺

1. 苯甲酸、水杨酸研细粉，过 60 目筛。

2. 凡士林熔解后加入药粉调匀即得。

（四）作用与用途

止痒，抗真菌，软化角质。适用于皮肤真菌病、手足皲裂等。亦常用于治疗鸡眼和疣。

（五）用法

清洁皮肤后,取适量本品涂于患处。每日 1~2 次。

十八、甲癣浸泡散

（一）处方

苦参 20g　黄柏 10g　蛇床子 20g　白鲜皮 30g　土槿皮 30g　一枝黄花 30g　百部 20g　明矾 20g

（二）处方来源与依据

经验方。

（三）制备工艺

将上药粉碎成粗粉即得。

（四）作用与用途

杀菌止痒。适用于手足癣、灰指（趾）甲。

（五）用法

将药粉加水 500ml 煮沸后,倒入容器内再加白醋 500ml,浸患处。浸后待干用温水洗尽,涂润肤软膏,药水密封保存,第 2 日加温后再浸,可以连续 7 日。每日 1 次,每次 30 分钟。

十九、复方蛇床子止痒粉

（一）处方

海桐皮 50g　蛇床子 50g

（二）处方来源与依据

经验方。

（三）制备工艺

将以上两药共研细粉,过 60 目筛即得。

（四）作用与用途

温肾助阳,祛风,杀虫燥湿。适用于银屑病、阴部湿痒和疥疮顽癣。

（五）用法

用 20% 蛇床子粉调入润肤膏。

二十、紫荆洗剂

（一）处方

紫荆皮 10g　土荆皮 15g　百部 10g　白鲜皮 10g　蛇床子 15g　白芷 10g

（二）处方来源与依据

经验方。

（三）制备工艺

将以上药物共研细粉，过 60 目筛即得。

（四）作用与用途

祛风止痒，解毒，杀虫。适用于银屑病、癣疥、湿疹、皮肤瘙痒。

（五）用法

用 30g 药粉加入 1 000ml 沸水浸泡、待温，洗患处。每日 1~2 次。

二十一、复方人工牛黄散

（一）处方

人造牛黄 100g　生大黄 300g

（二）处方来源与依据

经验方。

（三）制备工艺

将人造黄、生大黄、粉碎过 100 目筛即得。

（四）作用与用途

清热，解毒。适用于痈肿疔疮、热性皮炎。

（五）用法

每次用 6g 药粉加入炉甘石洗剂 100ml 内。

二十二、五黑散

（一）处方

白芷炭 375g　荆芥炭 375g　黄柏炭 375g　苍术炭 200g　五倍子炭 375g

（二）处方来源与依据

经验方。

（三）制备工艺

1. 每味药要单独炒至外黑里焦黄为度。

2. 称准后,入粉碎机打成细粉,过 100 目筛即得。

（四）作用与用途

收敛止痒。适用于湿疹、黄水疮、尿布皮炎等。

（五）用法

用菜油调成糊状涂患处,或用扑粉扑患处。

二十三、芷柏扑粉

（一）处方

白芷炭 10g　黄柏炭 10g　荆芥炭 10g　苍术炭 5g　五倍子炭 10g　滑石粉 255g

（二）处方来源与依据

经验方。

（三）制备工艺

1. 上药入粉碎机打成细粉过 100 目筛。

2. 加入滑石粉拌匀,过筛即得。

注意:5 味中药分别炒成炭,炒至以外黑里焦黄为度。

（四）作用与用途

清热,燥湿,止痒。适用于尿布皮炎、婴儿湿疮、褥疮初起皮肤潮红。

（五）用法

扑粉于患处。

二十四、鹅黄散

（一）处方

生大黄 10g　氧化锌 16g　苯甲酸 10g　硫黄 16g　薄荷脑 3g　滑石粉 250g　水杨酸 5g　枯矾 50g

（二）处方来源与依据

经验方。

（三）制备工艺

上药研细粉,过 100 目筛即得。

（四）作用与用途

清热泻火,收敛止痒。适用于热痱、过敏性皮炎、湿疹等。

（五）用法

清洁皮肤后外扑。每日 2~3 次。

二十五、薄荷脑散

（一）处方

薄荷脑 100g　生大黄 300g

（二）处方来源与依据

经验方。

（三）制备工艺

将薄荷脑、生大黄、粉碎过 100 目筛即得。

（四）作用与用途

消肿止痛,杀菌止痒。适用于蚊虫叮咬皮肤有过敏者。

（五）用法

每次用 3g 药粉加入炉甘石洗剂 60ml 内。

二十六、润肤膏

（一）处方

当归 15g　紫草 3g　香油 100g　蜂蜡 15g/30g

（二）处方来源与依据

经验方。

（三）制备工艺

香油浸前 2 味药 2 日,用文火煎焦去渣,加入蜂蜡(黄蜡,冬天用 15g,夏天用 30g)即得。

（四）作用与用途

活血补血,润肤生肌。适用于银屑病、皮肤干燥、新生儿红臀。

（五）用法

外涂患处。

二十七、亲水性乳剂

（一）处方

固体石蜡 200g　蓖麻油 250g　流动石蜡 500g　蒸馏水 1 000ml　硬脂酸 100g　羟苯乙酯 2g　单硬脂酸甘油酯 100g　硼砂 40g

（二）处方来源与依据

上海市皮肤病防治所外用处方。

（三）制备工艺

1. 将石蜡、硬脂酸、单硬脂酸甘油酯、流动石蜡、蓖麻油加热熔化,过滤备用。

2. 将硼砂加入蒸馏水中,加热溶化备用。

3. 将羟苯乙酯溶化于 30ml 75% 乙醇中。

4. 将第 2 步所得溶液在温度 70℃时,倒入第 1 步所得油内,同时倒入羟苯乙酯,顺时针方向搅拌（一个方向）至冷却即得。

（四）作用与用途

润肤,或作为乳剂基质。适用于皮肤干燥、皲裂。

（五）用法

单用,或合成各种霜剂外用。

二十八、硫黄霜

（一）处方

固体石蜡 200g　流动石蜡 500g　蒸馏水 1 000ml　硬脂酸 100g　单硬脂酸甘油酯 100g　硼砂 40g　升华硫黄 10g

（二）处方来源与依据

经验方。

（三）制备工艺

1. 将固体石蜡、流动石蜡、硬脂酸、单硬脂酸甘油酯加热熔化,过滤备用。

2. 将硼砂加入蒸馏水中,加热溶化备用。

3. 将第 2 步所得溶液在温度 70℃时,倒入第 1 步所得油内,顺时针方向搅拌（一个方向）至冷却。再加入硫黄搅拌即得。

（四）作用与用途

收敛,止痒,润肤,杀虫。适用于脂溢性皮炎、苔藓样变、皮炎。

（五）用法

清洁皮肤后,搽于患处（皮肤破损不宜）。每日 1~2 次。

二十九、樟脑霜

（一）处方

固体石蜡 200g　流动石蜡 500g　蒸馏水 1 000ml　硬脂酸 100g　单硬脂酸甘油酯 100g　硼砂 40g　樟脑 10g

（二）处方来源与依据

经验方。

（三）制备工艺

1. 将固体石蜡、流动石蜡、硬脂酸、单硬脂酸甘油酯加热熔化,过滤备用。

2. 将硼砂加入蒸馏水中,加热溶化备用。

3. 将第 2 步所得溶液在温度 70℃时,倒入第 1 步所得油内,顺时针方向搅拌（一个方向）至冷却。再加入樟脑搅拌即得。

（四）作用与用途

止痒杀虫,温散活血止痛。适用于虫咬皮炎、湿疹、瘙痒症、皮炎等。

（五）用法

清洁皮肤后,搽于患处（皮肤破损不宜）。每日 1~2 次。

三十、硼酸软膏

（一）处方

硼酸 3g　凡士林 100g

（二）处方来源与依据

经验方。

（三）制备工艺

1. 硼酸研细粉,过 60 目筛。

2. 凡士林熔解后加入药粉调匀即得。

（四）作用与用途

收敛,消炎,保湿润肤。适用于轻度、小面积急性湿疹、急性皮炎、脓疱疮、褥疮等。

（五）用法

清洁皮肤,取适量本品涂于患处。每日 1~2 次。

三十一、黄连霜

（一）处方

固体石蜡 200g　硬脂酸 100g　单硬脂酸甘油酯 100g　流动石蜡 500ml　硼砂 40g　黄连 60g　蒸馏水 940ml

（二）处方来源与依据

经验方。

（三）制备工艺

1. 黄连蒸馏水浸渍 2 小时,浓煎 3 次,静置沉淀过滤得浓缩液,加入硼砂溶解。

2. 将硬脂酸、单硬脂酸甘油酯、固体石蜡、流动石蜡放置文灶上熔化过滤。

3. 将第 1 步所得溶液在温度 70℃时,倒入第 2 步所得油内,单向搅拌至冷却即得。

（四）作用与用途

清热泻火,燥湿解毒,止痒,润肤。适用于湿疹、热性皮炎。

（五）用法

涂抹患处。

三十二、生发酊

（一）处方

闹羊花 50g　鲜侧柏叶 200g　人参 50g

75% 乙醇加至 1 000ml

（二）处方来源与依据

经验方。

（三）制备工艺

1. 上药用 75% 乙醇 1 000ml 浸泡 10 日，过滤得液，再用 75% 乙醇 500ml 浸泡 5 日过滤得药液，去渣。

2. 将 2 次药液混合，再加入 75% 乙醇至 1 500ml，备用。

（四）作用与用途

凉血益气生发。适用于斑秃。

（五）用法

用骨碎补（毛姜）蘸药水后，擦患处，擦到皮肤微红为度。第 2 次擦前皮肤发红要退到正常。每日 1~2 次。

附篇 科研篇

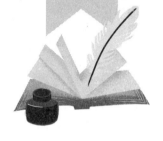

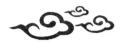

复方长皮膏合补阳还五汤加味治疗糖尿病足25例

糖尿病足坏疽是糖尿病的常见并发症,也是糖尿病并发感染的一种危症,据报道其截肢率高达40%。虽有报道可用胰岛素、山莨菪碱(654-2)扩张血管等方法治疗,但临床疗效并不满意。笔者于2000—2005年期间,采用自制复方长皮膏局部外敷加补阳还五汤加味口服治疗本病25例,疗效满意,现报道如下。

1. 临床资料 25例系按WHO诊断标准,确诊为非胰岛素依赖型糖尿病的门诊患者。其中男14例,女11例;年龄最大75岁,最小45岁,平均58岁;糖尿病病程2~15年,平均7.2年;足坏疽病程0.5~26个月,平均3.5个月。由于合并感染,除2例外均有不同程度的发热。25例患者均于足部皮肤损伤后出现红肿、疼痛,皮下组织及皮肤变黑,逐渐形成溃疡。溃疡发生于足趾11例,足背7例,小腿4例,足底3例;溃烂面积最小1cm×1.5cm,最大约10cm×1.5cm。

2. 治疗方法

(1)内治法:采用以补阳还五汤为主方加味。生黄芪20g,当归10g,赤芍10g,生地20g,桃仁10g,红花10g,忍冬藤30g,怀牛膝15g,川芎5g,地龙10g,鸡血藤20g,上药水煎2次,混匀约400ml,分2次服用。每日1剂。

(2)外治法:创面常规消毒后,做清创处理,去除坏死组织,外敷复方长皮膏(笔者医院制剂),每日1次。复方长皮膏由广丹3.6g,煅石膏12g,象皮粉4.8g,冰片1g,飞月石1.2g,密陀僧2.4g,紫草18g,当归24g,麻油300g,蜂蜡等组成。

(3)其他治疗:所有患者均给予降糖治疗,并定时复查血糖,必要时给予胰岛素控制血糖。

3. 治疗结果 一般治疗 2 周后,患肢疼痛明显减轻;3 周后,患肢肤色有所改善,创面红润,肉芽鲜活,四周新皮渐生。创面愈合最快 25 日,共 7 例,37 日愈合 11 例,56 日愈合 3 例;其余 4 例因趾骨末端坏死而脱落,愈合时间较长超过 3 个月。溃疡全部愈合。

4. 典型病例 张某,女,65 岁。患糖尿病 6 年,患病期间口服各种降糖药,但血糖控制不理想。半年前自觉双足趾麻木,有足跟增厚感,半个月前,左足外踝部起水疱 1 处,直径约 2.0cm,破溃后脓水渗出较多。左足第 4 趾外侧破溃处直径约 1cm,脓水臭秽,创面周围红肿明显,曾到某诊所换药处理数次,创面无明显改善,遂至我科就诊。给予局部清创,去除坏死组织,充分暴露创面,外敷复方长皮膏包扎。治以益气托毒,清热解毒之法。服药 1 周,局部渗出明显减少,创面周围肿胀减轻,仍皮色黯红;继续服药至 2 周,足踝部溃疡愈合,足趾溃疡面有少量渗出,肿胀消失,皮色黯;服药至 20 日,足趾溃疡完全愈合。随访 2 个月未复发。

5. 体会 糖尿病足易发生于年龄较大,病程长,长期血糖控制不良且并发症多者,属中医学"消渴""脱疽"的范畴,为疑难重症,治疗十分棘手。《外科正宗》中说:"夫脱疽者,外腐而内坏也……"。笔者认为本病主要是气阴两虚,经脉瘀阻,肢端失养,复因染毒而至肢端腐烂溃疡所致。补阳还五汤出自王清任之《医林改错》,是补气活血治疗气虚血瘀的经典方。本方中重用生黄芪补脾胃之元气,使气旺以促血行;辅以当归养血活血;红花、川芎、赤芍、地龙活血通络消肿;牛膝引药下行。现代研究显示,黄芪能改善微循环,增强毛细血管的抵抗力,使微血管周围渗血减少或消失;当归、红花、川芎均具有显著的抗血栓、抗血小板聚集作用,能加快血液流动,解除微血管痉挛及微循环内红细胞的淤滞和聚集,使微血管襻顶瘀血减少或消失,并显著地抑制由 ADP 诱导的血小板聚集。

复方长皮膏是笔者医院自制制剂,其中广丹、冰片、飞月石具有抗感染作用;当归、紫草具有活血祛瘀、生肌润肤、抗过敏以及促使缺损组织肉芽增生和修复的作用;密陀僧、象皮、石膏等有促使肉芽组织和上皮细胞生长的功效。同时,在换药过程中,保留创面带有黏性的分泌物,其含有溶菌酶、巨噬细胞和多种氨基酸,具有抗感染和促进上皮生长的作用,符合中医"煨脓长肉"的传统理论。

文献来源:张喜军,肖东.复方长皮膏合补阳还五汤加味治疗糖尿病足 25 例[J].中医外治杂志,2007,16(1):9.

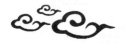

复方长皮膏在外科中的应用

"复方长皮膏"是笔者科室自制中药制剂,具有祛腐生新的作用,适用于各种感染创面,如外伤、外伤感染、褥疮后期(新肉已现)、糖尿病足、手术切口液化或感染不愈者及各种原因引起的皮肤窦道等,已在临床实际使用达34年,因疗效显著,获得患者好评。而复方长皮膏所具备的祛腐生新的功效,符合"提脓祛腐""煨脓长肉"的理论。现叙述如下。

1. 复方长皮膏

(1)来源:复方长皮膏取自《外科正宗》和《医方易简》的生肌玉红膏、生肌八宝丹,由此两方变化而来。《外科正宗》言:"主治溃疡久不收口者。去腐肉,生新肉,敛疮口。"生肌玉红膏功能活血祛腐,解毒镇痛,润肤生肌。主治痈疽疮疡溃烂,腐肉不脱,新肌难生者。《医方易简》:"生肌八宝丹……功效生肌长肉,平口收功。主治疮毒脓腐已尽者。"本院的中医外科创始人王彬容老先生在继承了先师陶苣生制作的长皮膏基础上,进一步充实了长皮膏的配方,并正式定名"复方长皮膏"。徐小云作为复方长皮膏的传承人,不仅保存了王彬容老先生的治疗特色,还将其发扬光大,在2012年上海市金山区将"复方长皮膏制作技艺"选入第三批非物质文化遗产名录。

(2)组成及制作方法

药物组成:广丹3.6g、煅石膏12g、大象皮4.8g、飞月石12g、冰片0.4g、密陀僧2.4g、当归24g、紫草18g、西占24g、麻油300g、蜂蜡80g、凡士林1 000g。

制备工艺:①将象皮刨片加入石膏粉一起炒至微黄,加入月石、冰片、密陀僧、广丹研磨过80目筛,备用;②当归、紫草投入麻油浸48小时,用文火煎至当归焦黄,滤出药油备用;③把蜂蜡、西占放进凡士林中,熔化成液体;④将煎好的药油及备用药粉投入已熔化的凡士林等液体中,拌和均匀,冷却即得;⑤装入器物中避光避热保存备用。

(3)用法与用量:将软膏均匀地平摊于棉纸上,薄薄一层,厚约1mm,

或均匀地平摊在纱布上,较前者稍厚点,约2mm(因纱布本身吸收部分油膏)备用;疮面用无菌生理盐水清洁干净,将摊好的备用药膏贴敷于疮面上,再用干净纱布覆盖在外面,包扎固定,每天1次;如果疮面渗液较多,湿透外敷的纱布,可以每日换药2次。有窦道的疮面,可以清洁疮面后,将药膏裹于药线上引流,或疮面有稍大空腔形成,可以将药膏涂于纱条上进行填塞引流,外面再贴敷一层复方长皮膏,每日1次;根据不同形态的疮面,复方长皮膏的换药方式也要相应改变,但疮面必须要充分接触到药膏。

(4)应用经验:徐小云老师作为"复方长皮膏"的传承人,在他的带领下,将"复方长皮膏"应用于"糖尿病足""下肢溃疡""乳房岩性溃疡""手外伤"等疾病。肖东将糖尿病足分为热毒炽盛型和气阴两虚型,运用中西药内服结合复方长皮膏治疗糖尿病足28例,总有效率92.8%;张喜军等用补阳还五汤加味配合复方长皮膏治疗气虚血瘀型糖尿病足25例,25天创面愈合7例,37天创面愈合11例,56天创面愈合3例,剩余4例趾骨脱落,愈合时间超过3个月,25例溃疡均愈合;肖东也运用补阳还五汤加味结合复方长皮膏外敷治疗慢性下肢溃疡125例,总有效率95.2%;张金华等单纯运用复方长皮膏治疗下肢溃疡,有效率与治愈率经统计学检测,差异有统计学意义。发表复方长皮膏的相关论文虽有8篇之多,但在中医外科外治理论方面的研究尚属空白。笔者观察复方长皮膏的药物组成及其临床实际运用,和所体现出来的临床疗效,均与中医外科外治方法中的"提脓祛腐"和"煨脓长肉"理论相吻合。

2. 理论依据

(1)提脓祛腐:《刘涓子鬼遗方》首次提到"提脓祛腐"的外治法:"痈疽发背……用诸般药贴取脓无滴,当用水银角出脓毒,然后别用药饵。"在中医外科学素来有"腐不去、肉不生"的理论,对附着疮面不脱腐肉或者腐肉虽脱落但新肉缓慢生长的状态,提出"提脓祛腐"的外治法,运用提脓祛腐的外用药物,把疮疡内蕴结的脓毒尽数拔出,迅速使腐败的烂肉脱离,古称"追蚀法"。水银属汞剂,现代药理研究,汞离子可以与病菌呼吸酶中的硫氢基结合,使病原菌固定而失去原有活力,病原菌因不能呼吸而死亡;硝酸汞为可溶性盐类,与水相遇,而分解成酸性溶液,对肌肤组织有腐蚀功效,使病变软组织里的蛋白质因与药物接触,而凝固坏死,逐渐与健康组织分离脱落,产生"祛腐"功能。《医宗金鉴》言:"诸书云:腐不去,则新肉不生,盖以腐能浸淫好肉也,当速去之……去腐之药,乃疡科之要药。"以往的研究表明,疮疡早期,去除腐肉,是能否治愈溃疡的关键。"提脓祛腐"的外用药首推矿物类药物,有分析表明,古代及近代的 79 首提脓祛腐方剂中,含矿物药的方剂占 81%,在有的方中矿物类药可有 7 味之多。在诸多矿物类药中,升丹、轻粉使用频繁,分别为 29.7%、28.1%。可见古人在疮疡病使用丹药的经常性、重要性。但丹药的药物毒性是公认的,汞化合物是升丹化学成分,有硝酸汞、氧化汞等。长期的用药因毒性蓄积,对内脏等造成不同程度的损伤。曹玉娥等有关九一丹的临床观察显示,治疗粉刺性乳痈,外用九一丹在连续 7~14 天,总量不超过 1.85g 时,在给药期间和停用药物 3 个月后,机体内有汞吸收的显示,但临床表现没有急、慢性汞中毒的症状。王乐平等用朱红膏治疗大鼠慢性皮肤溃疡研究提示,建议临床使用朱红膏疮面面积不超过 60cm^2,如果用药超过 4 周,需检测肝肾功能及血尿中的汞含量。名医陆金根教授用由姜黄、皂角刺、露蜂房等组成的姜露散组与九一丹组对照比较,经过动物实验及血液检测,统计数据显示,差异具有统计学意义,其中研究显示,姜露散可以将溃疡面的肉芽组织中溶菌酶及 IL-1β 含量提高,由此起到对感染性溃疡面的功效,优于升丹制剂的用药安全性,为外用提脓祛腐的中药提供了又一选择。

(2)煨脓长肉:"煨脓长肉"是指在皮肤疮疡面上,腐败的坏死组织经过提脓祛腐的外用药已脱离疮面,而新鲜的肉芽组织生长或者新肉芽已与周围正常皮肤长平,并伴有皮岛生长的阶段,再通过外用中药软膏(散),畅通局部疮面的气血,加强其抗病防御能力,使疮面脓性渗液增多,保持疮面的湿润状态,从而加快新鲜肉芽及皮岛的生长,达到疮面愈合,瘢痕减少的作用。故"煨脓长肉"可理解为"煨者,温也;脓者,气血也。"是指疮面通过外用药物温通局部疮面气血,增加疮口渗出,保持湿润状态的疮面,这里主要强调疮面的修复愈合,适当的湿度和温度是重要因素。外用中药多选当归、三七、血竭、琥珀、乳香、没药、大黄、紫草等通络活血化瘀、消肿润肤生肌之品,及大象皮、珍珠粉、血余炭、炉甘石等收敛疮口、生肌长皮之物。而且现代中药药理研究,外用中药有营养、酸化、保护疮面的作用,可通过维持湿润疮面来促进局部血液循环,起到杀菌抑菌,活血生肌等功效,从而加速疮面愈合,并预防瘢痕的形成。王丽翔等用含有血竭、紫草、黄芪、阿胶的煨脓长肉膏对照金三联,外用治疗糖尿病足,总有效率 95.8%,明显优于对照组。朱朝军等认为中草药在外用治疗慢性疮面的过程中,中药中的有效成分被疮面吸收后,产生"脓"性分泌物,同时疮面所产生的"脓"又可以将药物的有效成分更多地释放和吸收,所以此时的"脓"是药疮交互作用的产物及媒介。而"脓"液颜色、气味等的变化,提供了疮面愈合所需要的物质。

"提脓祛腐法"与"煨脓长肉法"是中医外科学对不同发展阶段的疮面所制定的治疗原则,也是中医辨证论理论的体现。"提脓""煨脓"两者都有"脓"的含义,但其中"脓液"的性质区别较大,前者的脓液中以组织腐败之物为主,色黯黄稠厚,臭腐难闻,需将其去除,排出体外;后者的脓液中多为淡黄色明净质黏分泌物,无味,覆盖于疮面有利于疮面肉芽生长,促进疮面愈合。清代祁坤在《外科大成·论脓》中描述:"先出稠白脓,次流桃花脓,再次流淡红水,方为脓尽生肌之兆。"由此可见不同的阶段,疮面脓液的性质也有所变化,中医的外治原则通过辨识脓液的形、质、量、色、气味,结合发病时间,疮疡的根盘、肉芽、护场、跟脚等情况,综合分析,才能判定疮面的阴阳属性和所处的发展阶段,从而决定了治疗手段的不同。由此提出"提脓祛腐"和"煨脓长肉"的辩证关系,前者是后者的前提条件,而后者是前者的继续治疗与补充,通过在换药过程中辨别疮面的分期,观察疮面脓液颜色、质地及肉芽、疮周等情况,进行正确的辨证,选用针对性的外治法,才能更好地促进疮面愈合。徐小云老师也认为早期疮面,脓水淋漓不尽,腐肉附着疮面难以脱落,疮面肉芽不新鲜,感染未完全控制时,应选用提脓祛腐法,祛腐肉,待疮面感染控制后,腐肉渐脱,脓液减少,脓色明净,脓味淡腥,疮面肉芽坚实平整、肉色鲜红,疮面周围红肿消退,才考虑用煨脓长肉的外治法,长皮生肌。《外科理例·论蚀脓》也提出:"脓出后,用搜脓化毒药,若脓未尽,便用生肌,务其早愈,则毒气未尽,必再破。"但在临床运用中,通常遇到许多疮面腐肉尚未脱尽,而新鲜肉芽已在生长的情况,本科自制中药药膏"复方长皮膏"既具有祛除腐肉的作用,又有生肌长肉的功效,完全弥补了这一缺陷。

3. 小结 在中医外科疮疡外治过程中,"提脓祛腐"与"煨脓长肉"是具有独特理论和方法的外治法,历史悠久,临床疗效确定。并与现代的创伤修复学理论有着丝丝关联,这些理论和方法沿用至今,有着现代医学外治法中无法突破的表现。本科的自制制剂"复方长皮膏"就属于其中一种,

方中广丹,别名黄丹、朱丹、红丹、铅黄、丹粉等,为纯铅经加工制造而成的
四氧化三铅(Pb_3O_4),具有提脓、拔毒、祛腐、生肌的功效;密陀僧外用祛腐
解毒,主要含氧化铅PbO,上两味药均为现代提脓祛腐要药,但因有毒性,
主要外用于皮肤,且剂量较小。煅石膏收湿、生肌、敛疮、止血,能促进成纤
维细胞和毛细血管的形成,加快肉芽组织增生,从而促进皮肤疮面的愈合,
曾有报告密陀僧与石膏配液后,其液体在体外可显着增强肺泡巨噬细胞的
吞噬能力,能促进巨噬细胞的成熟,预防疮面感染,促进愈合伤口。象皮粉
清热长皮,有促使肉芽组织和上皮细胞生长的功效,为生肌长肉收口第一
要药,《本草新编》:"味甘,气平,无毒。"《本草纲目》言:"皮主治下疳,烧灰
和油敷之。又治金疮不合。"研究认为象皮含有 Al、Mg、Ca、Cu、Fe、Zn 等多
种微量元素,可以改善疮面局部微环境,对疮面愈合有促进作用。当归、紫
草具有活血祛瘀,生肌润肤,抗过敏的作用,可促进疮面肉芽的形成及伤口
的愈合,当归中含有的当归多糖可通过人表皮角质形成细胞,促成纤维细
胞的增殖,而皮肤疮面愈合过程又都需两者的参与,因此当归多糖可能在
创面愈合中起到重要作用,同时研究表明当归可以改善肌肉血液循环。冰
片开窍止痛,清热消肿,可促进药物透过皮肤黏膜,增加其他药物的血药浓
度,本身有抑菌抗炎的作用,控制疮面感染,促进其愈合;西占、生月石具有
消毒防腐的作用,蜂蜡、麻油等有解毒、生肌、定痛的功效,可促使肉芽组织
和上皮细胞生长。综合"复方长皮膏"药物组成,说明复方长皮膏既具有
"提脓祛腐",又有"煨脓长肉"的功效;既可用于腐肉未脱净之时,也可用于
生肌长肉收口期。其在临床运用中所表现出的症状及疗效完全符合中医
外科学"提脓祛腐"和"煨脓长肉"的外治理论。而且其在临床应用简便,
不受西医繁琐操作的限制。

文献来源:盛平卫,陈红根,诸婧.复方长皮膏在外科中的应用[J].河南中
　　　　医,2018,38(2):309-312.

--- 参考文献 ---

[1] 肖东.辨证分型内服外敷联合西药治疗糖尿病足 28 例[J].中医临床研究,2011,3
　　(12):60-61.

［2］张喜军,肖东.复方长皮膏合补阳还五汤加味治疗糖尿病足25例[J].中医外治杂志, 2007,16(1):9.

［3］肖东.复方长皮膏合中药内服治疗下肢溃疡125例[J].中医外治杂志,2007,16(5): 16-17.

［4］张金华,诸婧.自制中药制剂治疗下肢慢性溃疡45例疗效分析[J].中国社区医师, 2011,13(2):192-193.

［5］陆德铭,陆金根.实用中医外科学[M].2版.上海:上海科学技术出版社,2010:56.

［6］孟畑.以提脓祛腐为主要功效的79首外用方剂浅析[J]上海中医药杂志,2014,48(8): 71-73.

［7］李永刚,潘立群.外用升丹制剂研究进展[J].辽宁中医药大学学报,2011,13(10): 88-89.

［8］曹玉娥,陈小森,周志兰,等.外用九一丹1个月对家兔血汞、尿汞及肝肾功能的影响 [J].中国中药杂志,2012,37(6):719-722.

［9］王乐平,罗玲,董建勋,等.朱红膏促进大鼠慢性皮肤溃疡创面愈合量效关系研究[J]. 中华中医药杂志,2013,28(5):1237-1240.

［10］王佳雯,陆金根,曹永清,等.姜露散对大鼠感染性创面提脓祛腐的作用及机制[J]. 世界中医药,2013,8(12):1467-1470.

［11］阙华发,唐汉钧,陆德铭.外科煨脓长肉湿润法研究[J].中医函授通讯,1999,18(2): 3-5.

［12］王丽翔,张磊,闫少庆,等.解毒通脉散联合煨脓长肉膏治疗糖尿病足溃疡24例临床 观察[J].中医杂志,2011,52(15):1283-1285.

［13］朱朝军,马静,张朝晖,等.慢性疮面煨脓长肉过程中的"药疮交互作用"[J].时珍国 医国药,2016,27(3):663-664.

［14］徐杰男,阙华发.中医外科"提脓祛腐""煨脓长肉"理论与应用[J].上海中医药杂志, 2011,45(12):24-26.

［15］沈映君.中药药理学[M].2版.北京:人民卫生出版社,2011:1.

［16］王刚,杜士明,杨广义,等.当归多糖对表皮细胞促创面愈合的调控作用[J].中国实 验方剂学杂志,2011,17(16):150.

［17］王国强.全国中草药汇编[M].3版.北京:人民卫生出版社,2014:2.

中西医结合治疗扁平疣疗效观察

2008年1月~2010年12月期间,笔者采用自拟清热解毒祛疣汤为主,结合西药治疗扁平疣,取得满意疗效,并与单纯使用西药治疗做对比观察,结果报道如下。

1. 资料与方法

(1) 一般资料:选择扁平疣患者124例,随机分为2组。治疗组84例,男46例,女38例,年龄18~55(20±15.8)岁,皮损数量(52.8±21.6)个。对照组40例,男22例,女18例,年龄17~55(19.0±17.3)岁,皮损数量(52.3±20.5)个。皮损主要发生在面部或手背、前臂处。两组性别、年龄、皮损程度、平均数量等资料,经统计学处理,差异无统计学意义($P>0.05$),具有可比性。

(2) 选择标准:均符合《中医常见病证诊疗常规》中扁平疣诊断标准,年龄15~60岁,愿意接受本方案治疗者。排除标准:①年龄在15岁以下,60岁以上者;②妊娠或哺乳期妇女;③伴有严重心、肝、脑、肾等重要脏器损害者;④对治疗药物有过敏史者;⑤未按要求治疗或资料不全者;⑥近4周内用过抗病毒及维A酸类药物治疗者。

(3) 治疗方法

治疗组:以自拟清热解毒祛疣汤为主治疗。处方:黄芪、生薏苡仁各30g,当归、板蓝根、马齿苋各20g,蒲公英、夏枯草、紫草、丝瓜络各15g,白芍、丹皮、木贼各10g,浙贝母、金银花12g,桃仁、炒苍耳子、生甘草各6g。1剂/天,水煎服;药渣煎水外洗患处,另涂复方白鲜皮霜(笔者院内制剂,由笔者医院制剂室提供),每天2次,7天为1个疗程,连续治疗2~4个疗程。

对照组:泛昔洛韦胶囊,0.25g,3次/天口服;另用0.1%维A酸乳膏(迪维霜)适量外搽患处,每天2次,7天为1个疗程,连续治疗2~4个疗程观察疗效。

两组治疗期间均不使用其他相关药物,局部应避免挠抓,饮食宜清淡,忌煎炸、香燥、海鲜、酒类、辛辣等刺激性饮食,并禁用化妆品。治疗前、治疗期间每周 1 次记录患者症状、皮损数量、不良反应。对已治愈的病例,治愈后每月随访 1 次,3 个月后评价复发情况。

（4）疗效标准:痊愈:皮疹全部消失,随访期间无复发,有少数色素沉着斑;显效:皮疹消退 70% 以上,但未达到痊愈标准;有效:皮疹消退 30%~69%;无效:皮疹消退不足 30%,或治疗后皮疹无变化。凡治愈后 3 个月内再次出现皮损者计为复发。

（5）统计学处理:采用 SPSS 10.0 软件,计数资料采用 χ^2 检验。

2. 结果

（1）两组临床疗效比较:见表 1。痊愈率治疗组为 69.05%,对照组为 42.50%,两组比较差异有统计学意义（$P<0.01$）。总有效率治疗组为 97.62%,对照组为 92.50%,两组比较差异无统计学意义（$P>0.05$）。

表 1　两组临床疗效比较[例(%)]

组别	例数	痊愈	显效	有效	无效	总有效率(%)
治疗组	84	58(69.05)	16(19.05)	8(9.52)	2(2.38)	97.62
对照组	40	17(42.50)	13(32.50)	7(17.50)	3(7.50)	92.50

（2）两组复发率比较:治疗组随访 72 例,复发 10 例,复发率 13.89%;对照组随访 30 例,复发 13 例,复发率为 43.33%。两组比较差异有统计学意义（$P<0.01$）。

（3）不良反应:在治疗过程中,治疗组无明显不良反应。对照组大部分患者用药后有不同程度灼热、干燥、潮红、脱屑等出现,继续用药 2~3 周后逐渐适应。两组患者肝肾功能治疗前后检测均无异常变化。

3. 讨论　扁平疣是由人乳头瘤病毒（human papillomavirus,HPV）引起,以扁平丘疹为特征的病毒感染性皮肤病,好发于面部、手背部,具有突然起病,病势迁延,反复难愈,单一药物治疗疗效差等特点。本病属中医学“扁瘊”“疣目”“疣疮”等范畴,认为其病机多由肝失疏泄,肝经郁热,血燥聚结;或由于脾虚痰湿阻络所致,如《诸病源候论·疣目候》记载:“疣目者,人手足边忽生如豆或如结筋,或五个或十个相连肌裹,粗强于肉,谓之疣目。”《外科枢要》云:“疣属肝胆少阳经,风热血燥,或怒动肝火,或肝客淫气所致。"故治疗多以益气活血,疏肝清热,凉血解毒,软坚散结为法。笔者拟清热解毒祛疣汤进行治疗,方中金银花、蒲公英、板蓝根、夏枯草、紫草、浙贝母清热解毒,化痰散结;黄芪、桃仁、牡丹皮、丝瓜络行气通络,活血化瘀;当归、白芍养血疏肝,调和气血;重用生薏仁、马齿苋、炒苍耳子健脾利湿解毒去疣之功;生甘草为佐使并调和诸药。综观全方,具有清热解毒,理气通络,健脾祛湿,凉血除疣之效。西医学认为,HPV的致病过程与机体免疫有重要关系,维A酸乳膏(迪维霜)能够抑制角质形成细胞的过度增生,并有免疫调节作用,能促进角质形成细胞分化与生长,调节表皮细胞的有丝分裂和表皮细胞更新,促进疣体的脱落,使病变皮肤的增生和分化恢复正常。

本观察结果提示,以清热解毒祛疣汤为主结合西药0.1%维A酸乳膏(迪维霜)等治疗扁平疣,具有治愈率高、复发率低及无不良反应等优点。

文献来源:张喜军,李道五.中西医结合治疗扁平疣疗效观察[J].中国误诊学杂志,2011,11(23):5609-5610.

参考文献

[1]韩新峰,田元生,何英,等.中医常见病证诊疗常规[M].郑州:河南医科大学出版社,1998:340-341.

[2]吴桂平.重用薏苡仁治疗扁平疣效佳[J].中医杂志,2011,52(1):70-71.

[3]赵辨.临床皮肤病学[M].3版.南京:江苏科学技术出版社,2001:313.

[4]冯素英,林麟,靳培英.维A酸类药物的临床应用、不良反应及对策[J].中华皮肤科杂志,2003,36(9):544.

[5]刘雪山.中药联合0.1%迪维霜治疗扁平疣68例疗效观察[J].中国皮肤性病学杂志,2003,17(5):352.

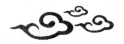

中药治疗慢性湿疹72例疗效观察

1. 资料与方法

（1）一般资料：103 例均为本院中医外科于 2001 年 6 月 ~2006 年 6 月期间治疗的门诊患者，全部病例均符合慢性湿疹的诊断标准。按就诊先后随机分为治疗组和对照组。治疗组 72 例，年龄 45.33 ± 7.51 岁，男 34 例，女 38 例，平均病程 8.69 ± 3.11 天；对照组 31 例，年龄 43.87 ± 6.63 岁，男 11 例，女 20 例，平均病程 8.87 ± 2.69 天。两组患者性别构成比比较差异无显著性（$P>0.05$），两组患者年龄、病程经两独立样本 t 检验比较，差异无显著性（$P>0.05$），具有可比性。

（2）纳入病例标准：依据《临床皮肤病学》的临床表现制定诊断标准：①皮疹多形性：患部皮肤增厚、浸润，色素沉着，表面粗糙，有少许糠秕样鳞屑，抓痕，结痂或皲裂，外围可有丘疹、丘疱疹。或皮损呈粟米至绿豆大小红色或黯红色丘疹、斑丘疹。②皮疹泛发或局限，多对称性分布，好发于手足、四肢屈侧及外阴、肛周等部位。③病程不规则，常反复发作。当急性发作时，可有明显的渗出。④自觉瘙痒剧烈。

（3）排除病例标准：①急性湿疹、亚急性湿疹及慢性湿疹急性发作有明显渗出和糜烂。②4 周内曾全身使用长效糖皮质激素，1 周内曾外用或全身使用糖皮质激素、H_1 或 H_2 受体拮抗剂。③合并病毒、细菌、真菌、寄生虫感染者。④糖尿病、库欣综合征等内分泌疾病或严重免疫力低下者。⑤妊娠或哺乳女性。⑥未按医嘱或自动放弃治疗者。

（4）治疗方法

治疗组：采用自拟中药汤剂，药物组成：白术 10g，茯苓 15g，陈皮 5g，蝉衣 5g，白鲜皮 15g，当归 10g，荆芥 5g，防风 5g，丹参 15g，泽泻 10g，土茯苓 15g，山药 15g，生甘草 5g 等。水煎服，每天 1 剂，共煎液约 500ml，分早晚 2 次，饭后半小时服。

对照组：采用盐酸西替利嗪片 10mg，每天 1 次。

两组疗程均为 4 周,局部外搽氧化锌糊剂(笔者医院自制制剂),每天 2 次。治疗期间停服其他药物。

治疗前后检测血、尿、便常规及肝肾功能、心电图;每周记录 1 次患者的不良反应。

(5) 疗效评定标准:①临床治愈:皮损全部消退,瘙痒消失。②显效:皮损消退 30% 以上,瘙痒有所改善。③无效:皮损消退不足 30%,瘙痒无减轻甚至加重。

2. 结果

(1) 两组临床疗效比较:治疗组痊愈 32 例,显效 30 例,无效 10 例,总有效率 86.11%;对照组痊愈 6 例,显效 13 例,无效 1 例,总有效率 61.29%。两组疗效比较差异有显著性($P<0.05$)。

(2) 不良反应:治疗组在整个观察过程中未见任何不良反应;对照组在服药期间有 6 例出现嗜睡、乏力等现象,嘱服药时间改为睡前口服。

3. 讨论　湿疹的病机以体虚为本,风湿热邪为标,湿疹的发生总由先天禀赋不足,或因外感风湿热之邪,郁于腠理,致湿热内蕴而发本病,或由饮食不节,嗜食辛辣肥甘厚腻,伤及脾胃,脾失健运,致湿热内蕴而发病,久病则耗血伤津,致脾虚血燥。

白术、茯苓伍用,以白术健脾燥湿为主,茯苓利水渗湿为要。一健一渗,水湿则有出路,故脾可健,湿可除,诸恙悉除。蝉衣散风止痒,清热,宣肺透疹。白鲜皮清热燥湿,祛风止痒,为治疗皮肤病之要药,其善祛湿热。白鲜皮与蝉衣相伍,取蝉衣以皮达皮之功,一能增强祛风止痒之功,二能清除肌肤间湿邪及余热。荆芥辛温,芳香轻扬,入肺、肝二经,其疏风解表,以达止痒之效。防风其效在于祛风胜湿以止痒。当归味甘、辛,性温,入心、肝、脾经,为生血活血之主药,将其与润燥药同用,起润肤作用;与祛风湿药同用,可达养血疏风止痒的作用。丹参味苦,微寒,入心肝二经,色赤入血,功善去滞生新,其与养血活血伍用,以增强活血祛瘀之功。土茯苓甘、淡、平,入脾、胃二经,功善解毒除湿。泽泻,甘、淡、寒,归肾、膀胱经,最善渗泄水道,通利小便。《本草衍义》说:"泽泻,其功尤长于行水。"丹皮清热凉血,活血散瘀。当归、丹参、丹皮共奏养血和营,祛瘀生新之功,为佐药。山药一味,甘、平,性凉而润,既可助君药增其药力,又可防滋腻太过致大便溏薄,为佐药。甘草解毒,调和诸药,为使。本方所用之滋阴利湿药药力和缓,补而不峻,利而不猛,滋阴而不助湿,利湿而不伤阴,既可扶正,又可祛邪,兼少佐以祛瘀生新之品,使湿邪有所出路,并使药力直达皮毛,润泽肌肤。

文献来源:陈红根,肖东.中药治疗慢性湿疹 72 例疗效观察[J].中国社区医师,2007,23(329):35.

升麻透疹方治疗血热证银屑病临床观察

银屑病是以红斑或丘疹上堆集多层银白色鳞屑,剥去鳞屑,露出发亮的薄膜,再抓有点状出血现象为其特征。笔者自拟"升麻透疹方"治疗银屑病血热证疗效较好。报道如下:

1. 临床资料 共86例,均为我院外一科2016年6月~2017年6月的门诊患者。其中男53例、女33例,年龄21~65岁,病程最长8年、最短6个月,一年四季皮疹未减轻者45例、夏季好转但皮疹未完全消退者33例、秋冬发作春夏缓解者8例。

西医诊断标准:根据《中国临床皮肤病学》。大多急性发病。初起一般为炎性红色丘疹,约粟粒至绿豆大小,以后可逐渐扩大或融合成为棕红色斑块,边界清楚,周围有炎性红晕,基底浸润明显,表面覆盖多层干燥的银白色鳞屑。轻轻刮除表面鳞屑,则逐渐露出一层淡红发亮的半透明薄膜,这是表皮内棘细胞层,称薄膜现象。再刮除薄膜,即达到真皮乳头层的顶部,此处的毛细血管被刮破,则出现小出血点,称点状出血现象。

中医证候诊断标准:根据《中医外科学》为血热证:主症为皮损不断增多,颜色焮红,筛状出血点明显,鳞屑增多,瘙痒,或夏季加重。兼症:常伴有怕热,大便干结,小溲黄赤。舌质红,苔薄黄,脉弦滑。

纳入标准:符合银屑病的中、西医临床诊断标准及中医血热证的证候诊断,年龄21~65岁,病程6个月~8年;无心、肝、肾功能明显异常。

2. 治疗方法 用升麻透疹方。升麻6~15g,鳖甲15g,乌梢蛇10g,蝉蜕6g,僵蚕6g,大青叶15g,板蓝根15g,生槐米15g,陈皮6~9g,紫草12g,生地黄15g,黄连3~5g,玄参20g,玉竹10g。瘙痒严重者加荆芥9g、防风9g以加强疏风解表止痒,胃脘饱胀不适或胃纳差者,加六神曲15g、茯苓15g、生白术 10g 以健脾消食,舌苔厚腻者,陈皮可加量至 12g 或加苍术 9g、紫苏梗 15g 以健脾燥湿,服药后大便次数明显增多且稀烂者,可去玄参、玉竹、生地黄减量或去除。煎服方法:鳖甲先煎 1~2 小时,同时余药冷水浸泡 1 小时,鳖甲煎好后将浸泡好的中药放入其中,用武火煮沸改文火煮 20~30 分钟,取药汁 150~200ml;续加等量冷水进行二煎,取汁等量,两次煎取之药汁混合,分早晚 2 次饭后 1 小时温服。28 天为 1 个疗程,2 个疗程后观察疗效。

3. 观察指标　PASI 评分参照银屑病皮损面积及严重程度评分表(PASI),记录不良反应发生情况。3 个月后观察复发率。

4. 疗效标准　用尼莫地平法进行评价。[(治疗前积分 − 治疗后积分)/治疗前积分]× 100%。痊愈:积分减少大于等于 90%。好转:积分减少 20%~89%。无效:积分减少小于 20%,或皮损无变化,或加重。

5. 统计学方法　用 SPSS 15.0 统计软件分析处理,计量资料以($\bar{x}\pm s$)表示、用 t 检验,计数资料以(%)表示、用 χ^2 检验,$P<0.05$ 为差异有统计学意义。

6. 治疗结果　治愈 48 例(55.8%),好转 32 例(37.2%),未愈 6 例(7.0%),总有效率 93.0%。

初诊时 PASI 分值最大为 60 分,最小值为 4 分,中位数为 13.5 分。经过 4 个疗程的治疗后,PASI 分值最大值为 7 分,最小值为 3 分,中位数为 4 分。

治疗过程中未见不良反应(包括过敏性皮肤瘙痒、血压异常、胃肠道反应、肝肾功能异常等)。

结束治疗后 3 个月回访,治愈者未见复发,好转者中有 4 位因饮食油腻、饮酒等出现皮疹增多。

7. 病案举例　季某,男,56 岁。2016 年 4 月 20 日初诊。6 年前在无明显诱因下出现全身皮疹,伴瘙痒,抓后有脱屑,初期夏天皮疹能自行消退,秋冬季发作,曾在外院用中西医药治疗,病情仍有反复,近 2 年皮疹一年四季不消退,也无好转迹象。刻下全身皮疹,伴瘙痒严重,影响夜间睡眠,皮屑增多,皮肤干痛,大便日行 1 次,质中偏烂,但每次便后冲洗总有大便黏在马桶边上。平素喜欢喝酒,吃辛辣油腻食物,日常生活较有规律,不熬夜。查体:全身散在分布斑块状皮疹,以头部、胸背部、双下肢伸侧为主,大小不一,最大者有手掌大小,上覆皮屑增厚,色淡白,无法完全剥离,皮肤触之似牛皮革,有明显的紧绷感,硬而缺乏弹性,部分皮疹四周皮肤色偏红,舌红,苔薄黄腻,脉浮数。辨证为血热内蕴证,治以清热凉血、透疹止痒为主。用升麻透疹方加减。升麻15g,乌梢蛇10g,蝉蜕6g,僵蚕6g,大青叶15g,板蓝根15g,生槐米15g,陈皮6g,紫草12g,生地黄15g,黄连5g,鳖甲15g(先煎),玄参20g,玉竹10g,茯苓10g,荆芥9g,14剂,每日1剂,煎煮2次,分早晚2次饭后1小时温服,每次100~150ml。禁食辛辣油腻、海鲜等发物,尤其是禁喝酒。2周后复诊,瘙痒明显好转,夜间睡眠正常,大便通畅,日行1次,便后冲洗马桶边再无黏滞物,无腹痛腹泻,但全身皮疹未见明显改变,察其舌红,苔薄腻,脉浮数,续用前方14剂。三诊,每日晨起床单上脱屑较前增多,瘙痒基本消失,全身皮疹明显变薄,皮肤弹性好转,无以往的紧绷感,舌红,苔薄,脉浮数,原方去乌梢蛇、蝉蜕、黄连,升麻减至9g,14剂。四诊,患者全身皮疹明显减少、减小、变薄,皮屑基本消退,晨起床单上脱屑已很少,无瘙痒,头皮干净,查新皮肤色淡红,无触痛,皮肤弹性基本恢复,舌红,苔薄,脉浮数,前方减升麻6g,14剂。半年后电话随访,告知四诊后皮疹就完全消退,整个秋冬季银屑病也未复发。

8. 体会　银屑病当"从血论治"。《赵炳南临床经验集》说:"血热的形成,与多种因素有关的。可以因为七情内伤,气机壅滞,郁久化火,以致心火亢盛;因为心主血脉,心火亢盛则热伏营血或因饮食失节,过食腥荤动风的食物,以致脾胃失和,气机不畅,郁久化热……外因方面主要是由于外受风邪或夹杂燥热之邪客于皮肤,内外合邪而发病,热壅血络则发红斑,风热燥盛肌肤失养则皮肤发疹,搔之屑起,色白而痒。"明确指出了血热证的形成过程及临床治疗用药的侧重点。朱仁康老中医认为银屑病实际是由气分有热,郁久化毒,毒热波及营血而致"血热","血分有热"是银屑病的主要病因,"血热"病机贯穿银屑病治疗的始终。治疗以清热凉血为主,善用生地、紫草、生槐花等清热凉血药与大青叶、白鲜皮、忍冬藤等解毒药配伍。

血热证银屑病,大多因为血热毒邪内郁血分,复感风热之邪,蕴结肌肤发出而见斑疹。但年久日深,热毒之邪深伏于血分,无法完全透出,故取张仲景"升麻鳖甲汤"及中医皮科名家刘复兴之经验方白疕方而成升麻透疹方。方中以升麻、鳖甲为君药,《本草新编》云:"升麻,味苦、甘,气平、微寒,浮而升,阳也,无毒。入足阳明、太阴之经。能升脾胃之气。"又云:"夫升麻之可多用者,发斑之症也。凡热不太甚,必不发斑,惟其内热之甚,故发出于外,而皮毛坚固,不能遽出,故见斑而不能骤散也。"借升麻引诸药出于皮毛,而斑乃尽消。升麻用量6~15g,其透达热毒和凉血消斑的功效才更明显,切不可少用,量小无效。鳖甲性凉,入阴分,具有滋阴潜阳的功效,《神农本草经》云:"鳖甲味咸平。主心腹癥瘕坚积,寒热。去痞息肉,阴蚀,痔恶肉。生池泽。"《本经疏证》中云:"鳖蹒跚不前而色青,是敛风于木也。"又云"以肉里甲,此其形为柔中有刚,阴中有阳。水木之化,乃钟于柔中有刚,阴中有阳之内,是故癥瘕坚积之在心腹者可除,痞疾之外有寒热者可去。"升麻的透斑解毒功效与鳖甲的滋阴潜阳功效相配,既可透达伏于阴分的血热毒邪,使内之郁结可化,又潜降虚阳,而且鳖甲对升麻又起到监制作用,两者相承相制,配伍精当。乌梢蛇、蝉蜕、僵蚕、陈皮解表透疹,乌梢蛇、僵蚕其性辛散,又善祛风通络以止痒,可协助升麻将透出的血热毒邪迅速从皮肤的卫表散出。大青叶、板蓝根、生槐米、黄连为苦寒之品,可清火热毒邪,火热除则红斑自消,协助鳖甲清解伏于阴分的血热之毒,共为臣药。玄参、玉竹、紫草、地黄善清血分之热,为使药。诸药配伍,寒温并用、相互制约,以清热凉血解毒为主,辅以祛风通络、调理气血,使阴分血热得清,皮肤红斑自消,风热毒邪从肌肤之表消散则皮疹瘙痒自止,营卫和调,全身气血运行顺畅,气血充则肌肤得养,则鳞屑不生。

文献来源:盛平卫,何巧飞,薛陈晨.升麻透疹方治疗血热证银屑病临床观察[J].实用中医药杂志,2018,34(311):1445-1446.

参考文献

[1] 李经纬,余瀛鳌,蔡景峰,等.中医大辞典[M].北京:人民卫生出版社,1995:430.

[2] 赵辨.中国临床皮肤病学[M].2版.南京:江苏凤凰科学技术出版社,2017:1108.

[3] 何清湖,秦国政.中医外科学[M].3版.北京:人民卫生出版社,2016:81.

[4] 鲁智勇,郑捷.银屑病病情严重程度的评价方法[J].诊断学理论与实践,2009,8(3):

360-362.

[5]北京中医医院.赵炳南临床经验集[M].北京:人民卫生出版社,2006:252-270.

[6]中国中医研究院广安门医院.朱仁康临床经验集——皮肤外科[M].北京:人民卫生
出版社,1979:156-158.

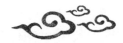

痤疮方合硫黄霜治疗女性青春期后痤疮的疗效观察

以往痤疮多见于青春期青少年,男性占了较大比例。但近年来,临床上见到越来越多的 >25 岁的女性因患痤疮前来就诊。这类病症被称为"青春期后痤疮"。本研究尝试采用自拟痤疮方内服联合 5% 硫黄霜外用,治疗女性患者 50 例,取得了较好的疗效,现概述如下。

1. 资料与方法   2012—2016 年收治女性青春期后痤疮患者 100 例。按照真实世界研究原则,将在研究实施期间,本科符合标准的患者选择中药汤剂治疗者自动成为治疗组,选择口服中成药者自然成为对照组。两组各 50 例。

诊断标准:①疾病诊断标准:《上海市中医病症诊疗常规》(第 2 版)中粉刺的诊断标准;②中医证型诊断标准:符合中医证型肺胃郁热、痰湿瘀阻。

纳入标准:①同时符合疾病诊断标准、中医证型诊断标准者;②女性患者,25 岁 < 年龄 <60 岁;③既往无内分泌系统疾病,近 1 年内未服用影响内分泌的药物,包括避孕药;④痤疮的发病与职业及接触物无关。

排除标准:①多囊卵巢综合征患者;②妊娠及哺乳期妇女;③对所用药物过敏者;④严重的聚合性痤疮或坏死性痤疮者;⑤合并有心脑血管、消化系统、泌尿系统、内分泌及造血系统疾病及精神系统疾病者;⑥不能遵医嘱服药及复查者;⑦记录资料不全或中途退出治疗者。

2. 治疗方案

治疗组:①口服:中药自拟痤疮方,1 剂 / 天,水煎 2 次分服。②组成:山楂 20g,决明子 15g,黄芩 15g,黄连 5g,皂角刺 15g,丹参 15g,连翘 10g,甘草 10g,蒲公英 15g,白芷 10g,白花蛇舌草 15g,荷叶 10g,土茯苓 15g。如月经失调加益母草 15g,香附 10g,大便干结加生大黄 5g。③外用:5% 硫黄

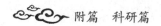

霜 2 次 / 天, 外涂患处。

对照组: ①口服: 丹参酮胶囊口服 3 片 / 次, 3 次 / 天; ②外用: 5% 硫黄霜 2 次 / 天, 外涂患处。疗程: 2 周为 1 个疗程, 治疗 4 个疗程后, 观察治疗结果。

3. 观察指标

一般性观察指标: 年龄、痤疮皮损程度 (pillsbury 分类法)。

疗效观察指标: ①疾病疗效: 参照《上海市中医病症诊疗常规》(第 2 版) 中粉刺疗效评定标准; ②雌二醇、睾酮水平: 患者分别在治疗前及后第 1 个月经周期行经前 4~9 天上午 10:00 之前空腹抽取。

4. 疗效评定标准　参照《上海市中医病症诊疗常规》(第 2 版) 中粉刺的疗效评定: ①临床治愈: 皮损全部消退, 自觉症状消失, 或留有色素沉着及瘢痕; ②好转: 皮损消退 >30%, 自觉症状明显改善; ③未愈: 皮损及症状均无变化, 或消退 <30%。

5. 统计学方法　选用 SPSS 19.0 统计软件做统计分析处理。对于计量资料先检验其正态性, 符合正态性分布的以 ($\bar{x} \pm s$) 描述, 采用 t 检验或方差分析; 不符合正态分布的, 以中位数及四分位间距进行描述, 选用秩和检验; 计数资料采用 χ^2 检验、秩和检验。$P<0.05$ 表示差异有统计学意义。

6. 结果　两组均衡性研究: 两组在年龄、痤疮皮损程度、雌二醇及睾酮等方面, 具有同一性, 见表 2~ 表 4。

表 2　两组年龄比较 ($\bar{x} \pm s$, 岁)

组别	例数	年龄 (岁)
治疗组	50	30.98 ± 5.20
对照组	50	31.46 ± 5.16

注: 两组比较, $P>0.05$。

表 3　两组痤疮皮损程度比较 (n)

组别	例数	Ⅰ	Ⅱ	Ⅲ
治疗组	50	4	18	28
对照组	50	3	20	27

注: 两组比较, $P>0.05$。

表4　两组治疗前雌二醇、睾酮比较［M（Q3-Q1）］

组别	雌二醇 M（Q3-Q1）	睾酮 M（Q3-Q1）
治疗组	122.06（178.43-67.38）*	1.22（2.73-0.86）▲
对照组	114.03（126.25-73.95）	0.85（2.41-1.00）

注:* ▲ P>0.05。

治疗组的治愈率、有效率均优于对照组,差异有统计学意义（P<0.05）,见表5。

表5　两组疗效比较［n（%）］

组别	例数	治愈	好转	无效	有效率（%）
治疗组	50	27（54）*	18（36）	5（10）	90▲
对照组	50	16（32）	23（46）	11（22）	78

注:* ▲ P<0.01。

两组治疗后雌二醇水平均高于治疗前,差异有统计学意义（P<0.05）;两组间比较,治疗组治疗后雌二醇水平高于对照组,差异有统计学意义（P<0.05）,见表6。

表6　两组治疗前后雌二醇水平比较［M（Q3-Q1）］

组别	治疗前	治疗后
治疗组	122.06（178.43-67.38）	146.69（201.26-78.13）*▲
对照组	114.03（126.25-73.95）	116.25（125.35-97.40）◆

注:* ▲ ◆ P<0.05。

两组治疗后睾酮水平低于治疗前,差异有统计学意义（P<0.05）;两组间比较治疗后睾酮水平,治疗组低于对照组,差异有统计学意义（P<0.05）,见表7。

表7　两组治疗前后睾酮水平比较［M（Q3-Q1）］

组别	治疗前	治疗后
治疗组	1.22（2.73-0.86）	0.86（1.21-0.46）*▲
对照组	0.85（2.41-1.00）	0.95（1.23-0.59）◆

注:* ▲ ◆ P<0.05。

7. 讨论　随着时代的变迁,青春期后痤疮的发生率逐渐增多,其中女性患者占了大部分。有研究表明,过大压力导致的焦虑、抑郁是可能导致青春期后痤疮的主要原因之一。且皮损与压力、焦虑及抑郁之间互为因果,两者程度成正相关。现代社会节奏快,竞争激烈,女性在逐步获得更多话语权及社会地位的同时,承受着来自各方的巨大压力。持续的精神压力引起下丘脑-垂体-肾上腺轴(hypothalamic-pituitary-adrenal axis,HPA)功能异常,引起肾上腺源性雄激素分泌增多,为痤疮的发生提供了条件。青春期后痤疮因其发病原因的普遍且难以控制、女性更容易情绪化的客观现实,往往愈合缓慢、容易反复。

传统医学没有太多对于"青春期后痤疮"的描述,现代医家在古代前贤的基础上,结合个人临床经验,总结归纳,有从肝脾论治者,认为女性易受情绪控制,肝郁气滞化火,上扰头面发病,以此立方,治疗总有效率达91.67%;有从肺热论治者,认为其属于肺经风热证,以清热解毒、消痈散结为治则,其总有效率达93.3%;有从痰瘀互结论治者,认为现代女性压力较大,容易暗耗心阴,阴虚生热,炼液成痰,痰热互结,脉络瘀阻而发病。

考虑其发病人群及发病年龄的特殊性,本研究认为本病是由先天肾阴不足或肝脾不和,气郁不畅,日久化火,灼伤阴液,致使相火妄动、冲任失调;饮食失节,致使肺胃火热炽盛,上蒸头面,血热郁滞而成。在临床上可以发现,患有该疾病的女性,多数神经紧张、声音响亮、性情急躁,工作或生活压力较大(本人不一定能意识到),生活不规律多,熬夜多,月经前皮损加剧,并多伴有月经问题,如经前乳房胀痛、经前抑郁、痛经、血块、月经时间推迟或提前等;她们对于治疗结果较为急切;多经过多家医院诊治;不能坚持长时间的治疗疗程,易中途放弃;饮食多喜辛、辣、煎、炸、甜。

据此,自拟中药痤疮方,以连翘、蒲公英、白花蛇舌草清热解毒;黄芩、黄连泻肺胃火,清热燥湿;土茯苓、荷叶清热利湿;山楂健胃消食,行气散瘀;决明子、生大黄清热润肠通便;皂角刺、白芷托毒消肿排脓;丹参、香附、益母草活血祛瘀,疏肝解郁,调补冲任。全方共奏清热解毒,活血祛瘀,调补冲任之功效。硫黄外用解毒杀虫,疗疮止痒。从现代药理学分析,连翘、蒲公英、白花蛇舌草、黄芩、黄连、荷叶均有抗炎、抗病原微生物的作用;土茯苓降低毛细血管通透性,改善微循环,抗炎消肿;山楂、决明子、荷叶调节脂质代谢;生大黄、决明子可引起刺激性泻下;白芷抗炎止痛抑菌;皂角刺抗凝血、调节免疫;丹参改善微循环、改变血液流变性、抗凝血、抗炎抗菌,通过多个途径对女性青春期后痤疮进行干预;丹参、益母草、香附均有雌激素样作用,且丹参与益母草配伍可增强这种活性;益母草还具有改善血液流变学及血流动力学、改善微循环的作用。5% 硫黄霜局部外用,可以溶解角质,软化皮肤,改善皮脂腺管角化、脂质栓塞,进而促进皮损修复。

本研究中所用自拟痤疮方及 5% 硫黄霜从调节性激素水平、改善皮脂腺管角化、抗炎抑菌、消肿等多个痤疮形成环节进行干预,且方中加有疏肝解郁药物,针对现代社会女性日益增加的精神压力,直击女性青春期后痤疮形成的重要原因。内外并治取得了较好的疗效,患者的皮损情况、雌二醇及睾酮的水平均有了改善。对照组使用丹参酮口服,具有抗炎、抑菌、性激素样作用,经治疗其皮损情况、雌二醇及睾酮水平也均有改善。但本研究中皮损Ⅲ级患者较多,丹参酮没有改善皮脂腺管角化的功能,且治疗组治疗途径多样化,药物作用叠加,故对照组的疗效、雌二醇及睾酮改善程度均略逊于治疗组。

在本研究中,愿意接受性激素检测的患者较少,究其原因,一是性激素检测价格较昂贵,二是患者对于为了治疗皮肤病而去做血液检验接受度较低。使得能够收集到的性激素样本量较少,数据因不符合正态分布而选用了秩和检验,降低了检验的效能。在今后的研究中将尽力增加样本量,提高检验效能。以期为自拟痤疮方内服改善女性青春期后痤疮患者性激素水平的有效性提供更强有力的数据支持。

自拟痤疮方合 5% 硫黄霜对女性青春期后痤疮有确切的治疗效果,可以改善患者雌二醇及睾酮水平,明显减轻患者面部皮损程度。丹参酮对照组同样可以改善患者面部皮损状况、雌二醇及睾酮水平。但比较治愈率、有效率、雌二醇及睾酮改善程度,对照组均略逊于治疗组。

文献来源:诸婧,张金华,盛平卫,等.痤疮方合硫黄霜治疗女性青春期后痤疮的疗效观察[J].中国社区医师,2018,34(2):106-109.

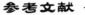

参考文献

[1] Goulden V,Clark S,Cunliffe WJ.Postado-lescent acne:a review of clinical features[J].Br J

Dermatol,1997,136(1):66.

[2] 李明英.对导致青春期后痤疮危险因素的分析[J].当代医药论丛,2016,14(8):180-181.

[3] 赖慧容,段行武,赖慧颖,等.青春期后痤疮患者的焦虑、抑郁及压力调查分析[J].中国美容医学,2017,26(4):17-20.

[4] 徐晖.痤疮患者生活方式及心理状态的调查分析[J].中国美容医学,2012,21(7):41.

[5] 乔杰,陆涛,孙玉鲁,等.痤疮的严重程度与患者焦虑及抑郁相关性研究[J].临床皮肤科杂志,2012,41(11):663-664.

[6] 杨小燕,吴文娟,李薇,等.采用AIS、SAS、HAMD对469例痤疮患者进行心理评估[J].中华皮肤科杂志,2012,45(9):665-667.

[7] 王琳.女性青春期后痤疮与慢性应激及肾上腺源性雄激素水平的相关性研究[D].湖南:中南大学,2007.

[8] 方玉甫,王丽,徐俊涛,等.疏肝消痤方治疗女性青春期后痤疮疗效及对心理指标的影响[J].中国中医基础医学杂志,2015,21(9):1131-1135.

[9] 马林,高起勇,孔连委,等.双黄消痤丸治疗女性青春期后痤疮的疗效观察[J].中国医药信息,2014,31(3):134-135.

[10] 于晓智.张池金治疗青春期后痤疮经验[J].山西中医,2012,28(2):7-8.

[11] 雷载权.中药学[M].上海:上海科学技术出版社,2002.

[12] 孔海英.连翘的药理作用分析[J].中国卫生标准管理,2016,9(3):125-126.

[13] 金宏.蒲公英的药理作用及临床新用[J].求医问药,2012,10(4):573-574.

[14] 林阿素,林汉钦.白花蛇舌草药理活性研究概况[J].医学信息,2011,24(3):176.

[15] 沈映君.中药药理学[M].北京:人民卫生出版社,2000.

[16] 陈卫星,刁国俊,蒋文娟,等.决明子对高胆固醇血症小鼠模型的影响[J].中草药,1991,22(2):72-73.

[17] 孙晓龙,王宽宇,张丹琦.土茯苓注射液抗炎、镇痛作用的实验研究[J].中国中医药科技,2004,11(4):231-232.

[18] 张赟彬,李彩侠.荷叶乙醇提取物的抗氧化与抑菌作用研究[J].食品与发酵工业,2005,31(10):21-24.

[19] 王清华,纪玲,丛保忠,等.高效液相色谱法测定决明子中大黄酚的含量[J].中医药学报,1996,20(5):48-49.

[20] 季宇彬.中药有效成分药理与应用[M].哈尔滨:黑龙江科学技术出版社,1995.

[21] 何光志,何前松,李世军,等.皂角刺总黄酮对体内外人肝癌细胞株 HepG2 作用活性的研究[J].内蒙古中医药,2012,4(24):47-119.

[22] 何光志,邓树轩,何前松,等.皂角刺总黄酮对肝癌 HepG2 细胞增殖、凋亡和侵袭能力影响的实验研究[J].湖南师范大学自然科学学报,2012,1(19):77-81.

[23] 邢晓娟.硫黄药理作用与临床应用[J].现代医药卫生,2007,23(15):2358-2359.

[24] 石亮亮,刘明东,朱浩,等.丹参酮ⅡA磺酸钠对急性坏死性胰腺炎大鼠肺损伤的抗炎作用及其机制研究[J].胃肠病学,2014,19(6):332-335.

[25] 李昌勤,赵琳,薛志平,等.隐丹参酮抑菌作用机制研究[J].中国药学杂志,2012,47(21):1706-1710.

[26] 高玉桂,王灵芝,唐翼学.丹参酮的性激素样活性[J].中国医学科学院学报,1980,2(2):189.

[27] 陈红.丹参酮治疗痤疮 66 例疗效观察[J].皮肤病与性病,2007,29(2):11-13.

附录:上海市金山区中西医结合医院简介

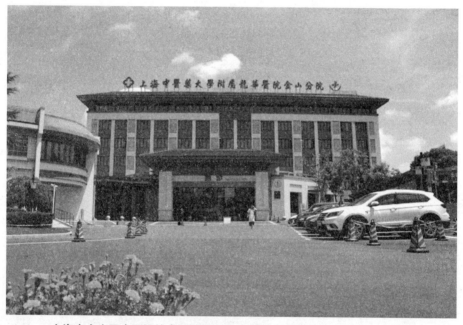

上海市金山区中西医结合医院暨上海中医药大学附属龙华医院金山分院

上海市金山区中西医结合医院坐落于历史悠久、人文荟萃的枫泾古镇,创建于 1952 年,为二级甲等中西医结合医院,全民事业单位,上海市文明单位,上海中医药大学实习医院。2018 年 3 月,挂牌上海中医药大学附属龙华医院金山分院。

拥有上海市、金山区非物质文化遗产项目共 2 项,上海市重点医学专科项目 1 项(肛肠科),金山区重点专科和后备重点专科项目各 1 项(中医外科、肿瘤科),上海市中医药事业发展三年行动计划项目 5 项(2014—2016 年)。

拥有层流净化手术室、西门子64层CT机、锐柯DR、全自动生化分析仪、彩色多普勒超声仪、电子胃肠镜、腹腔镜、超声刀、麻醉机、耳鼻喉镜、各种光疗仪、中医医疗设备(中药煎药机、中药粉碎机、中药穴位导入仪、熏洗仪、牵引床)等先进设备。